中西医结合慢性病防治指导与自我管理丛书

变应性鼻炎

主　编　夏纪严

副主编　李云英　罗秋兰

编　委（以姓氏笔画为序）

　　　　王　露　朱任良　李云英

　　　　陈俏妍　罗秋兰　夏纪严

U0295073

人民卫生出版社

图书在版编目（CIP）数据

变应性鼻炎/夏纪严主编 .—北京：人民卫生出版社，2015
（中西医结合慢性病防治指导与自我管理丛书）
ISBN 978-7-117-20384-5

Ⅰ. ①变…　Ⅱ. ①夏…　Ⅲ. ①过敏性鼻炎 - 中西医结合 - 防治　Ⅳ. ①R765.21

中国版本图书馆 CIP 数据核字（2015）第 041073 号

| 人卫社官网 | www.pmph.com | 出版物查询，在线购书 |
| 人卫医学网 | www.ipmph.com | 医学考试辅导，医学数据库服务，医学教育资源，大众健康资讯 |

变应性鼻炎

主　　编：夏纪严
出版发行：人民卫生出版社（中继线 010-59780011）
地　　址：北京市朝阳区潘家园南里 19 号
邮　　编：100021
E - mail：pmph @ pmph.com
购书热线：010-59787592　010-59787584　010-65264830
印　　刷：三河市潮河印业有限公司
经　　销：新华书店
开　　本：787×1092　1/32　印张：3.5
字　　数：49 千字
版　　次：2015 年 3 月第 1 版　2019 年 4 月第 1 版第 3 次印刷
标准书号：ISBN 978-7-117-20384-5/R · 20385
定　　价：17.00 元

《中西医结合慢性病防治指导与自我管理丛书》
编 委 会

总 主 编　陈达灿　杨志敏　邹　旭　张忠德

副总主编　李　俊　杨荣源　宋　苹　胡学军

编　　委（以姓氏笔画为序）

王小云	王立新	卢传坚	刘旭生
刘鹏熙	池晓玲	许尤佳	许银姬
李　达	李　俊	李　艳	杨志敏
杨荣源	吴焕林	何羿婷	何焯根
邹　旭	宋　苹	张忠德	张敏州
陈文治	陈达灿	陈　延	范冠杰
范瑞强	林　琳	胡学军	夏纪严
黄清明	黄清春	黄　燕	黄穗平
梁雪芳			

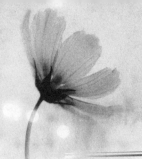

出版说明

　　慢性病属于病程长且通常情况下发展缓慢的疾病。其中,心脏病、中风、慢性呼吸系统疾病和糖尿病等慢性病已经成为当今世界上最主要的死因,占所有疾病死亡率的 70% 左右。究其原因,广大人民群众由于缺乏专业的防病治病知识,加重或贻误了病情,造成疾病的恶化,最终付出了生命的代价。其实,慢性病可防可控,并不可怕,可怕的是轻信不正确的医药学知识、了解错误的防病治病理论而盲目地接受治疗。如何做一个聪明的患者,正确指导自己科学调理身体,既需要积累一定的医药学知识,又应接受医务人员的专业建议,从而降低疾病进一步加重的风险,减轻慢性病所带来的危害。

　　正是为了提高广大人民群众科学防病治病的能力,缓解他们看病难、看病贵的难题,我们同广东省中医院共同策划了《中西医结合慢性病防治指导与自我管理丛书》。该丛书共32种,目前已经出版13种。丛书各分册均包括"基础知识导航"、"个人调理攻略"、"名家防治指导"、"药食宜忌速查"、"医患互动空间"五个模块。其中,"基础知识导航"主要讲述该类慢性疾病的一些基本知识;"个人调理攻略"主要讲述疾病调理的方法,包括运动、饮食等,同时介绍了生活保健、锻炼等方面的知识,旨在用正确的科学的医学理论指导衣食住行;"名家防治指导"主要介绍了慢性病专业的、规范的医学治疗原则和方案,而这些方案疗效较好,均来自于临床名家大家;"药食宜忌速查"介绍了一些经常被大家忽视且不宜同服的药物或食物;"医患互动空间"根据广大病友意见,系统整理了防治该疾病具有共性的疑点难点,收载了全国六大区治疗该疾病的权威专家,以方便全国的患者选择就诊。

该丛书"语言通俗、中西结合、药食共用、宜忌互参、图文并茂、通俗易懂、实用性强",实为慢性病患者和亚健康人群的良师益友。

由于医药学知识不断发展变化,加之患者体质千差万别,书中可能存在一些疏漏或不足之处,恳请广大读者在阅读中提出宝贵意见和建议,以便我们不断修订完善。

人民卫生出版社

2014 年 12 月

国医大师邓铁涛序

随着社会的发展、生活方式的改变及人口老龄化加快,人类疾病谱发生了深刻的变化,慢性病已经成为全人类健康的最大威胁。世间因病而亡、因病而贫、因病苦痛无法避免,时至今日全人类仍无法完全摆脱疾病的纠缠。而目前医学未能胜任帮助人们远离病痛之苦。因此,教导人们掌握防病御病之法,进行自我健康管理已经成为防控慢性病之上策。

目前,我国慢性病死亡病例占疾病总死亡病例已经高达 83.35%。其发病率与死亡率不断攀升,给家庭及社会造成了沉重的负担。全民健康是实现国家富强的基础,因此,慢性病不仅仅是我国一个重大的公共卫生问题,更是一个影响国家发展的问题。无论中西医工作者,在防控慢性病这一社会工程中都负有不可推卸的责任。

"治未病"理论是中医药养身保健、防病治病的精髓,认为疾病的防控应重视养生防病、有病早治、已病防变、病愈防复。如果能将中医药在整体观念指导下的辨证论治以及西医药辨病治疗有效结合起来,我们对慢性病本质的认识和临床疗效的提高势必得到一个质的飞跃。坚持辨病与辨证相结合,在辨证论治理论指导下,各扬其长,是防控慢性病的最佳方向。

广东省中医院始终把"为患者提供最佳的诊疗方案,探索构建人类最完美医学"作为目标,在全国率先将"治未病"理论与慢病管理理念紧密结合,开展了中医特色的慢病管理工作,积累了丰富的中西医结合慢病防控经验。

有鉴于此,广东省中医院组织编写了《中西医结合慢性病防治指导与自我管理丛书》,全书基本涵盖目前常见多发的慢性病,内容丰富,语言通俗易懂,是一套能够指导民众防控疾病,提高自我健康管理水平的科普读本。相信本丛书的出版将为我国防控慢性病工作做出应有的贡献,故乐之为序。

邓铁涛

2013.9.29.

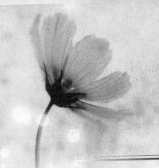

前　言

　　变应性鼻炎是耳鼻咽喉科的常见病、多发病，随着工业化进展、现代生活方式和人类生态环境的变化，变应性鼻炎的发病率在全球有增长的趋势。该病在世界范围内的发病率在 10%~40% 之间，在我国 2007 年 11 个中心大城市的自报患病率约为 11.1%，其发病率还在不断升高。其发病人群遍及各年龄层次，以青春期为高发，且发病人群有低龄化的趋势。该病不但严重影响患者的生活质量，还会导致其他严重的并发症发生，如诱发或加重哮喘的发作。主要的致敏原为：粉尘螨、户尘螨、屋尘。这些变应原广泛存在于人们的生活环境中，极难避免，是患者病情反复发作的原因之一。变应性鼻炎的发病除了外在环境的影响，自身体质、生活习惯也对该病发作有一定的影响。因此本病也是可以防治的。本书就是在中医理论指导下，密切结合临床实践撰写的一本涵盖预防、治疗、调理的管理手册，旨在帮助变应性鼻炎患者及家属对本病有深入的了解并进一步提高认识，指导他们进行疾病的自我管理、自我预防和保健，以减少疾病的发作次数、减轻疾病发作的程度、避免疾病进一步发展，甚至达到自我康复的目的。

本书主要内容包括知识导航、个人调理攻略、防治指导、药食宜忌速查、医患互动空间五个部分。重点在"个人攻略"中介绍患者如何避开过敏原来减少疾病发作，如何通过锻炼、饮食、自我按摩、调养体质等来强身健体、预防疾病的发生和发展；"防治指导"中介绍患者如何进行治疗和康复，西医强调阶梯治疗、个性化治疗方案，中医强调辨证论治、整体综合调理观念；"药食宜忌速查"主要介绍药物、食物禁忌；"医患互动空间"中介绍患者关心的问题。内容覆盖变应性鼻炎在药物、饮食、运动、自我保健等方面的知识，可供患者、家属、基层医生使用。

本书在编写过程中得到有关领导、人民卫生出版社和众多专家的大力支持和帮助，在此表示

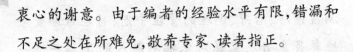

衷心的谢意。由于编者的经验水平有限,错漏和不足之处在所难免,敬希专家、读者指正。

编 者

2014 年 10 月

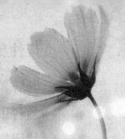

目 录

一、基础知识导航

二、个人调理攻略

三、名家防治指导

四、药食宜忌速查

五、医患互动空间

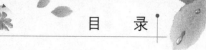

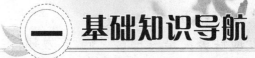

一 基础知识导航

（一）什么是变应性鼻炎？

变应性鼻炎，是变态反应性鼻炎的简称，又称为过敏性鼻炎，为机体接触过敏原后鼻黏膜变态反应性疾病，主要症状有鼻痒、喷嚏、流清涕、鼻塞等。分为持续性变应性鼻炎和间歇性变应性鼻炎两种类型。可伴发过敏性结膜炎、鼻窦炎、鼻息肉、支气管哮喘等疾病。本病发作期的治疗包括抗过敏、抗炎、免疫治疗等，症状缓解后则需要进入缓解期的调理康复。

（二）变应性鼻炎如何自我诊断？

变应性鼻炎主要的不适症状有反复发作的阵发性喷嚏、大量清水样鼻涕、鼻痒及鼻堵塞，严重时还可有咽痒、眼痒、耳痒等症状，依据这些表现患者大致可以确定变应性鼻炎的诊断。经耳鼻喉科专科医生检查有鼻甲肿大、鼻腔黏膜淡红或苍

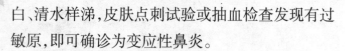

白、清水样涕,皮肤点刺试验或抽血检查发现有过敏原,即可确诊为变应性鼻炎。

(三)变应性鼻炎知多少?

1. 发病率高

变应性鼻炎是一种常见病、多发病,占全部鼻病的 40% 左右,可发生于任何年龄,但多见于儿童、青壮年。一年四季均可发病,以秋冬气候改变时为多见,或在气候突变和异气、异味刺激时发作。其发病率在近 20 年有显著增加趋势,据世界卫生组织近年公布的数据,全世界现有约五亿人罹患此病,发病率介于 10%~40% 之间。我国 2007 年针对中心城市人群初步研究表明,平均自报患病率为 11.1%,不同地区间差异很大。

2. 病因及易患人群

变应性鼻炎的发病原因比较复杂,它由多种因素长期相互作用而致病,这些因素包括:遗传、过敏、物理化学性刺激、气象因素及免疫功能降低等。

(1)遗传因素:有过敏性疾病家族史者易患此病,患者家族多有哮喘、荨麻疹或药物过敏史。现已证实,变态反应性疾病的内在因素是基因的异常。

(2) 过敏因素:刺激机体产生抗体的抗原物质称为过敏原,该物质为产生变应性鼻炎的重要因素,该过敏原物质再次进入人体便与相应的抗体结合而引起变态反应。过敏原按进入人体的方式分为吸入性、食入性、注入性、接触性和物理性,诱发本病的发作主要是吸入性变应原。

1) 吸入性过敏原通过呼吸进入鼻腔,此类过敏原多悬浮于空气中。持续性变应性鼻炎常见的过敏原有屋尘螨、粉尘螨、真菌、动物皮屑以及蟑螂;间歇性变应性鼻炎的常见过敏原主要有木本、禾本和草本类的风媒花粉。

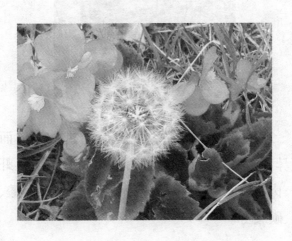

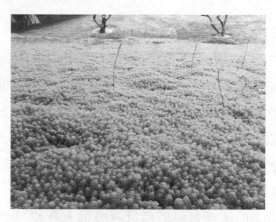

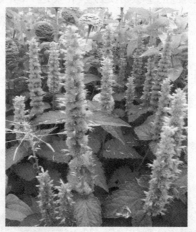

2）食入性过敏原指由消化道进入人体而引起鼻部症状的过敏原物质，如牛奶、蛋类、鱼虾螃蟹、肉类、水果、甚至某些蔬菜、药物如水杨酸、奎宁、磺胺等。

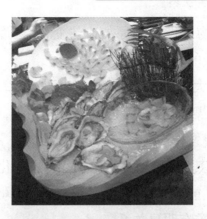

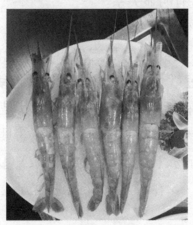

3）注入性过敏原主要为肌肉或静脉用药物及生物制品等。

4）接触性过敏原如化妆品、油漆、氨水、酒精等。

5

5）物理性过敏原如冷热变化、湿度高、阳光或紫外线的刺激。

（3）大气污染：空气中的烟尘、二氧化硫、二氧化硅、煤尘、棉屑等也可刺激鼻黏膜,并引起变应性鼻炎发作。

（4）其他：除上述因素外,气候变化,特别是寒冷空气能诱发此病,在冬季,患者的病情波动与温度、温差有明显关系。

结合变应性鼻炎上述发病因素,变应性鼻炎的易患人群主要具有以下几个危险因素人群：①有过敏性疾病家族史（包括过敏性鼻炎、哮喘、荨麻疹、过敏性肠炎等),尤其是父母亲有过敏性疾病病史；②特异性体质；③具有过敏史（包括对药物、食物、接触物等过敏)；④需经常接触变应原；⑤在环境污染大的地方生活和工作的人群。

（四）如何评估变应性鼻炎的严重程度?

世界卫生组织（WHO）组织专家编写的《变应性鼻炎对哮喘的影响》一书中,将变应性鼻炎分为轻、中重度,具体如下表：

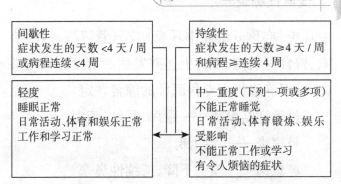

上表提示：根据发作时间变应性鼻炎可分为间歇性变应性鼻炎和持续性变应性鼻炎，根据变应性鼻炎的症状对生活质量（睡眠、日常生活、学习、工作、社交和文娱活动等）的影响程度分为轻度、中重度，这样，变应性鼻炎就分为为轻度间歇性、轻度持续性、中重度间歇性和中重度持续性。参考上表内容，变应性鼻炎患者可自行评估自身变应性鼻炎的严重程度。

（五）变应性鼻炎有何危害？

变应性鼻炎本身虽不是严重疾病，但可影响患者的生活质量（睡眠、日常生活、学习、工作、社交和文娱活动等），给他们带来一定的经济负担（检查治疗费用、停工的经济损失等），并可诱发过敏性结膜炎、鼻窦炎、鼻息肉、腺样体肥大、渗出性

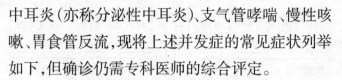

中耳炎(亦称分泌性中耳炎)、支气管哮喘、慢性咳嗽、胃食管反流,现将上述并发症的常见症状列举如下,但确诊仍需专科医师的综合评定。

过敏性结膜炎——眼痒、眼红、流泪

鼻窦炎——流脓涕

鼻息肉——嗅觉下降、持续性鼻塞

腺样体肥大——睡眠打鼾

咽鼓管功能障碍——耳堵塞感

渗出性中耳炎——耳堵塞胀闷感、听力下降

支气管哮喘——气促、胸闷、夜间及清晨咳嗽

慢性咳嗽——咳嗽、干咳无痰或痰少

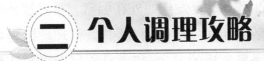

二 个人调理攻略

变应性鼻炎是一个慢性、反复发作性的疾病,变应性鼻炎患者要有与其作持久战的心理准备。目前变应性鼻炎治愈难度较大,但根据其发病特点,变应性鼻炎是可以预防的;就目前医学条件,变应性鼻炎也是可以控制的。本章将从环境、运动、饮食、按摩保健、体质调养、心理调适等方面介绍变应性鼻炎的调理攻略,让变应性鼻炎患者懂得如何预防鼻炎发作、如何通过调养保健减轻发作程度和减少发作次数、甚至不发作等,帮助变应性鼻炎患者取得"持久战的胜利"。

(一) 改善家居环境,避开过敏原

变应性鼻炎的发病条件是有过敏体质的个体反复接触环境中的特异性过敏原而诱发。目前的医学水平尚不能改变过敏体质,而环境中存在

变应性鼻炎

各种各样的过敏原,如室内外尘埃、螨虫、羽毛、花粉、动物皮毛、真菌、蟑螂等,难以完全避免,这是变应性鼻炎反复发作的外在因素。虽然遗传因素是过敏性疾病发生的内在因素,但环境因素可能直接诱发疾病的发生,特别是空气污染被认为是促使发病的重要外在因素。所以,远离变应原和环境诱发因素至关重要。

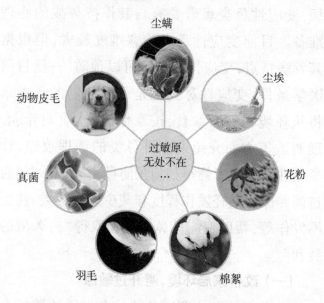

对于大环境中的大气污染我们无法改变,工作环境也可能不方便调整,但对于自己家居环境和活动范围我们还是有掌控权的,以下几点对避

免常见的过敏原有一定帮助:

(1) 在花粉或者灰尘较多的季节,关闭汽车或者房间的窗户;要减少甚至避免户外活动,尤其是有风的时候。外出时可以戴口罩,归来之后要洗澡,洗去落在头上和衣服上的花粉。

(2) 移去或尽量不接触过敏原,包括烟、甚至可疑的花草或者家具、羽绒蚕丝及毛绒玩具;不要在新装修的房间停留过久,减少接触汽油、油漆、某些富含酒精的化妆品等。

(3) 使用有空气清洁过滤功能的空调,以去除花粉(但可能无法过滤灰尘)。

(4) 可以使用湿度调节器来减少室内的湿度,最好使空气湿度降到 50% 以下。

(5) 保持室内清洁无尘以减少过敏原,可利用吸尘器经常打扫卫生,并经常更换、清理吸尘器里的纳垢袋,清除尘螨的藏身之处。

(6) 卧室内使用无致敏作用的床单及被褥,如使用密闭良好的床垫及枕头,用特殊的纤维织物制作密度约为 20 微米的材料包装床垫和枕头,就能阻止所有尘螨通过,有效地减少尘螨过敏;使用柔韧性较好的床单和枕巾等,并每周用

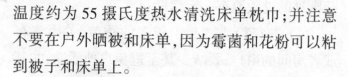

温度约为 55 摄氏度热水清洗床单枕巾；并注意不要在户外晒被和床单，因为霉菌和花粉可以粘到被子和床单上。

（7）将窗帘换为百叶窗，将装饰性织物换为树脂或皮革，将布艺家具换为木制或革制家具；用木板、地砖等代替地毯，尤其是固定于地板上的地毯更应去除。

（8）收拾好家中小物件，如书籍、录音盒、CD、光盘等，这些物品都极易沾上灰尘，从而引起过敏。

（9）控制室内霉菌和霉变的发生，霉菌广泛存在于人们的各个生活角落，尤其是湿润的环境中，如地下室及卫生间，一般霉菌的来源包括家用湿化器、浴缸、湿毛毯、淋浴房、花草、旧报纸、垃圾箱等。用漂白粉或者其他清洁剂清洗上述卫生间及垃圾箱；如果衣物发生霉变要尽早扔掉，或者酌情处理，去除霉菌；保持干燥，地毯应注意防止潮湿，并保持书籍、报纸和衣物的干燥通风；食物也应合理保存，防止霉变。房间和阳台上最好不要有经常需要浇水的喜阴类植物，潮湿的土壤里可能隐藏着大量的霉菌。彻底杀灭蟑螂等害虫。

（10）远离宠物。变应性鼻炎患者最好不接触及喂养宠物,动物的皮屑、唾液及尿中的蛋白质则容易引起过敏性症状,这时不可见的蛋白质可以通过空气进入人的眼睛或者肺部和鼻腔。对过敏性患者,最好的办法是不接触,或者接触的时间尽可能少。如果一定要养宠物,最好先花一些时间和别的小动物在一起,确定对它有无过敏反应,或者喂养无皮毛的动物,如海龟、鱼类等。定期给动物清洁,可以请无过敏性疾病的人代为洗澡。定期清洗动物的笼子,动物的笼子内即使在动物搬出后数月都可以存在过敏原。

（二）坚持锻炼,强身健体

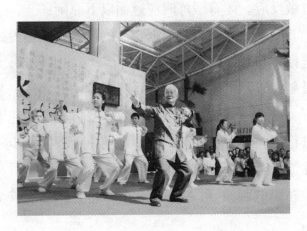

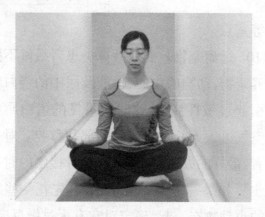

体育锻炼对预防变应性鼻炎的发生有重要作用,一方面体育运动能增强体质,提高抗过敏反应的能力;另一方面,运动时交感神经功能亢进,能减少腺体分泌,可改善鼻塞症状。同时,机体肾上腺素分泌亢进,使体内三磷酸腺苷增加,可以抑制过敏反应。体育锻炼时应遵循以下原则:

一是量力随兴。根据自己的体能和兴趣爱好选择,可选用一些传统的健身活动,如太极拳、太极剑、八段锦、瑜伽等,还可以选择登山、慢跑、步行、游泳等运动方式,以适合自己身体状况的速度进行,配合呼吸锻炼,一般为四步一吸气、六步一呼气。若选择游泳,为避免泳池中消毒药物对鼻腔黏膜的刺激,可在下水前在鼻腔涂红霉素或金霉素眼膏。

二是循序渐进。开始时运动强度不宜过大，持续时间不要过长，随着运动能力的增强逐渐增加运动量以及运动时间，运动不宜太剧烈和疲劳，以稍微出汗为宜。出汗多时应及时擦干，避免直接吹风和冷空气。

三是地点合宜。不宜在风大、寒凉、潮湿之地进行运动，避免受到风、寒、湿邪气侵袭。若体力和条件允许，可选择公园、城市绿地、郊区户外等户外空气好的地方，但应注意尽量避免接触过敏原。灰霾、大雾等空气污浊之时不适宜户外锻炼，避免对呼吸道的不良刺激。

四是持之以恒。应坚持每天锻炼，并达到一定的强度，才能达到锻炼效果。

（三）饮食调理，扶正祛邪

变应性鼻炎是一种慢性病，需长期调养；中医素有"药食同源"之说，通过饮食调养的方式更容易被人接受。

饮食调养过程中饮食策略至关重要。若过敏原检测发现有食物过敏，视过敏的严重程度采取少吃或尽量不吃的策略。尽量少食容易引发过敏的食物,常见的有鱼、甲壳类海鲜(如虾蟹)、核果类、花生、香蕉、酪梨、奇异果、栗子、木瓜、凤梨、桃子、无花果、樱桃、芹菜、番茄等。可以多吃些抗过敏食物,如蜂蜜、酸奶和含维生素 C 丰富的食物。蜂蜜中含有一定的花粉粒,经常喝的人就会对花粉过敏产生一定的抵抗能力,蜂蜜里面还含有微量蜂毒,它是蜜蜂体内的一种有毒液体,蜂毒具有促肾上腺皮质激素样作用,能改善人体内环境状态,调节机体免疫力,具有抗过敏、抗辐射、增强机体抗病能力的作用。每天喝点酸奶,在一定程度上可以缓解花粉过敏症,乳酸菌能增强人体抵抗力,从而一定程度上缓解过敏症状。维生素 C 在体内能够抑制组胺的生成,且可改善毛细血管通透性,减少组织液的渗出,从而减轻流涕、喷嚏等变应性鼻炎的症状。所以,变应性鼻炎患者可增加卷心菜、花椰菜、橙子、山楂、枣以及柠檬等富含维生素 C 的食物的摄入量,或服用维生素 C 补充剂如维 C 泡腾片、维生素 C 片等。变应性鼻炎患者还可多吃些红枣、胡萝卜、金针菇、洋葱、大蒜等食物,它们都含有大量抗炎、抗过敏物质,能够有效预防过敏症状。

饮食调养过程中饮食药膳的选择主要根据患者自身的体质、季节气候和服用时的身体状况选定。因大部分变应性鼻炎患者的体质是气虚质和阳虚质，因此建议少吃或尽量不吃寒凉冷冻食品，适时进食补益之品，如山药、大枣、核桃、羊肉等。若疾病发作时可食用适量辛温发散之品，如姜、葱、香菜等。常用食谱根据其功用分述如下：其中益肺固表类、健脾益气类、温肾助元类适合在疾病缓解期根据自身体质辨证选用，在疾病发作期宜根据病邪选用祛风散寒类或清热通窍类。

1. 益肺固表类

（1）玉屏风粳米粥

配方：黄芪 12 克，防风 6 克，白术 6 克，淮山药 15 克，红枣 5 枚，生姜 3 片，粳米 50 克。

制法：先将黄芪、防风、白术、淮山药洗净后温水浸泡 30 分钟，然后与生姜、红枣、粳米同置锅中，加入适量水，共煮至米烂粥成。

服法：每日晨起即可服用。

功效：益气固表，健脾养肺。

适用人群：适用于素体虚弱，易患感冒的变应性鼻炎患者在不发作时期服用，可有效减少本病

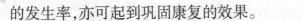

的发生率,亦可起到巩固康复的效果。

(2) 玉屏鸡

配方:黄芪 60 克,白术 20 克,防风 20 克,鸡适量。

制法:将上药与鸡炖熟。

服法:吃鸡喝汤。

功效:补气固表。

适用人群:适用于肺脾气虚的患者。

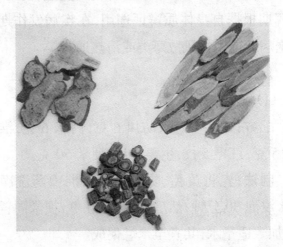

玉屏鸡的配方中药(药物从右至左分别是:黄芪、防风、白术)

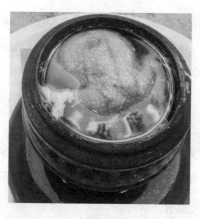

玉屏鸡

（3）黄芪黄精粥

配方：黄芪 15 克，黄精 10 克，红枣 5 枚，粳米 100 克。

制法：加清水煮粥。

服法：每天饮用 2 次，每次 1 碗，早晚各 1 次。

功效：健脾补肺。

适用人群：适用于变应性鼻炎肺脾两虚患者，不发作时可长期服用。

（4）黄芪红枣粥

配方：黄芪 30 克，红枣 10 枚，粳米 50 克，生姜、冰糖少许。

制法：将黄芪与红枣一起放入锅内，加水 1000

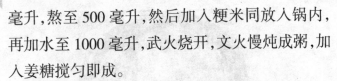

毫升,熬至500毫升,然后加入粳米同放入锅内,再加水至1000毫升,武火烧开,文火慢炖成粥,加入姜糖搅匀即成。

服法:每天饮用2次,每次1碗,早晚各1次。

功效:补益元气、扶正固表。

适用人群:适用于变应性鼻炎肺脾两虚患者,不发作时可长期服用(注:湿热患者慎服)。

(5)人参粥

配方:人参3克,粳米100克,冰糖适量。

制法:将人参打成粉或切片,粳米淘净,齐置砂煲内,加水适量,武火烧沸,文火煎熬至熟;另将冰糖熬成汁,徐徐加入粥中,搅匀即成。

服法:早晚各服1次。

功效:益元气、扶正固表。

适用人群:适用于变应性鼻炎患者,伴心悸气短、自汗、易感冒等。

(6)芪鲢鱼

配方:黄芪20克,白鲢鱼1条(约500克)。

制法:鲢鱼净膛洗净,将黄芪纳入鱼腹中,如常法炖鱼至熟可食。

服法:每天饮用2次,每次1碗,早晚各1次。

功效:补气固本。

适用人群:适用于肺气亏虚者。

2. 健脾益气类

(1) 辛夷花煲鸡蛋

配方:辛夷花 10 个,红枣 4 个,熟鸡蛋 2 只。

制法:先用水煮红枣、鸡蛋约 30 分钟,后下辛夷花,再煲 10~15 分钟。

服法:喝茶吃鸡蛋。

功效:祛风健脾,通鼻窍。

适用人群:适用于变应性鼻炎易复发,气短懒言、汗自出,舌淡脉弱(注:湿热患者慎服)。

(2) 扁豆淮山粥

配方:炒扁豆 60 克,淮山药 60 克。

制法:加米煮成粥。

服法:喝粥。

功效:健脾利湿通窍。

适用人群:用于脾胃虚弱、大便稀的变应性鼻炎患者。

(3) 白术猪肚粥

配方:人参 6 克,白术 30 克,猪肚 1 只,粳米 50 克,干姜 3 克。

制法:将猪肚洗净切成小片,与人参、白术、干姜、粳米同加水慢火炖,煮成粥。

服法:晨起服。

功效:健脾补气通窍。

适用人群:用于脾胃虚寒、大便稀的变应性鼻炎患者。

（4）人参黄芪茶

配方:黄芪粉 5 克,人参粉 1 克,红枣粉 5 克。

制法:冲服。

服法:可早晚各 1 次,长期服用有效。

功效:健脾补肺,益气通窍。

适用人群:用于脾胃虚弱的变应性鼻炎患者。

（5）五爪龙骨汤

配方:五爪龙（五指毛桃）100 克,猪骨适量。

制法:将上药与猪骨炖熟。

服法:喝汤。

功效:健脾补气。

适用人群:适用于脾气亏虚的变应性鼻炎患者。

3. 温肾助元类

（1）人参核桃饮

配方:人参 3 克,核桃肉 15 克,白糖适量。

制法:将人参切片,核桃仁压碎,加水适量,武火煮沸,用文火熬煮 30 分钟,然后滤渣取汁,加入白糖即成,并宜反复煎熬。

服法:早晚各服 1 次。

功效:益气固肾。

适用人群:适用于变应性鼻炎反复发作,常易感冒复发者。

(2) 鳝鱼猪腰汤

配方:黄鳝 250 克,猪腰 100 克。

制法:将黄鳝洗净,切段,猪肾洗净去筋膜,加生姜和胡椒适量,同煲熟,调味即可。

服法:佐餐食用。

功效:补肾活血通窍。

适用人群:适用于变应性鼻炎属肾精气血亏虚者。

(3) 猪肾粥

配方:猪肾 1 枚(去膜切细),粳米 50 克,葱白、五香粉、生姜、盐适量。

制法:猪肾和粳米常规方法煮粥,将葱、姜等调料调入可食。

服法:喝粥,可常服。

功效:健脾补肾。

适用人群:适用于脾肾阳虚的变应性鼻炎患者。

(4) 冬虫夏草瘦肉汤

配方:冬虫夏草5条,瘦肉适量。

制法:将冬虫夏草和瘦肉洗净后放入炖盅内,加水适量,炖2小时左右。

服法:喝汤吃肉。

功效:健脾补肾。

适用人群:适用于脾肾气虚的变应性鼻炎患者。

(5) 羊肉大枣生姜煲

配方:大枣50克,生姜、羊肉适量。

制法:将羊肉洗净,加入生姜、大枣,文火炖熟。

服法:吃肉喝汤。

功效:健脾补肾、益气养血。

适用人群:适用于脾肾阳虚、血气亏虚、怕冷的患者。

(6) 苁蓉金樱羊肉粥

配方:肉苁蓉15克,金樱子15克,精羊肉100克,粳米100克,精盐少许,葱白2根,生姜3片。

制法：先将肉苁蓉、金樱子水煎去渣取汁，入羊肉、粳米同煮粥，待熟时，入盐、生姜、葱白稍煮即可。

服法：喝粥吃肉。

功效：补肾益气通窍。

适用人群：适用于肾精亏虚、四肢不温的变应性鼻炎患者。

(7) 菟丝细辛粥

配方：菟丝子 15 克，细辛 3 克，粳米 100 克，白糖适量。

制法：将菟丝子洗净后捣碎和细辛水煎去渣取汁，入米煮粥，粥熟时加白糖即可。

服法：喝粥。

功效：温阳补肾通窍。

适用人群：适用于肾阳亏虚的变应性鼻炎患者。

(8) 蛤蚧苁蓉胡桃粥

配方：肉苁蓉 15 克，蛤蚧 12 克，核桃 25 克，粳米 50 克，盐适量，葱白 3 段，生姜 5 片。

制法：取将蛤蚧、肉苁蓉、核桃、粳米加水同煎煮约 60 分钟，待快熟时加入盐、生姜、葱白稍

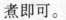

煮即可。

服法:晨起空腹时服,日1次。

功效:益肾固精通窍。

适用人群:适用于变应性鼻炎反复发作者属肾精亏虚型。

4. 祛风散寒类

(1) 生姜葱白饮

配方:生姜50克,葱白5段,芫荽根10段。

制法:清水100毫升,煮沸后放入姜、葱白、芫荽根,1分钟后即可,温服。

服法:喝汤。

功效:祛风散寒通窍。

适用人群:适用于变应性鼻炎感受风寒之邪后发作。

(2) 辛苏饮

配方:辛夷10克,紫苏叶15克,生姜5克,葱白1段。

制法:水煎取汁。

服法:温服,每日1次,连用数月。

功效:疏风散寒通窍。

适用人群:适用于变应性鼻炎受寒邪后导致

鼻塞、流清涕等。

(3) 白芷粥

配方:白芷15克,葱白3根,生姜5片、糯米50克。

制法:先将糯米洗后与白芷、生姜同煮,粥将熟时放入葱白,稍煮即可食。

服法:喝粥。

功效:疏风散寒,和中通窍。

适用人群:适用于脾胃虚寒型变应性鼻炎患者。

(4) 苍耳茶

配方:苍耳子10克,辛夷花15克,白芷10克,薄荷12克,加适量葱白。

制法:先煲苍耳子、辛夷花、白芷,后加入薄荷一起煲5分钟即可。

服法:代茶饮。

功效:芳香散寒,祛风通窍。

适用人群:适用于变应性鼻炎因风寒侵犯而发病者。

(5) 葱白红枣鸡肉粥

配方:红枣10枚(去核),葱白5条,鸡肉连骨

100克,芫荽10克,生姜10克,粳米100克。

制法:将粳米、鸡肉、生姜、红枣先煮粥,粥熟再加入葱白、芫荽,调味食用。

服法:每日1次。

功效:健脾补气,散寒通窍。

适用人群:适用于脾虚亏虚变应性鼻炎患者感受风寒之邪再发。

5. 清热通窍类

(1) 葛根乌梅饮

配方:新鲜葛根25克,新鲜乌梅10克,新鲜芦根10克。

制法:榨取汁100毫升。

服法:口服。

功效:清热生津通窍。

适用人群:适用于热邪津伤变应性鼻炎患者。

(2) 黄芩猪肚粥

配方:黄芩15克,猪肚50克,芦根12克,薄荷12克,鱼腥草6克,粳米100克。

制法:取上药物煎取汁液500毫升,然后纳粳米、猪肚,适量生姜片、葱白段、胡椒共炖至粥成。

服法:喝粥,每日1次。

功效:清热宣肺通窍。

适用人群:适用于变应性鼻炎有热邪患者。

(3) 乌梅抗敏粥

配方:乌梅 10 枚、五味子 20 克、黄芪 6 克、防风 3 克、白芷 6 克、粳米 50 克,大枣 5 枚、生姜 3 片。

制法:先将乌梅、五味子、黄芪、防风、白芷、大枣洗净并浸泡 30 分钟,武火煮沸后改文火火煮 30 分钟,滤渣取汁;然后将粳米纳入药汁中,加姜片煮至米烂。

服法:每日晨起顿服。

功效:健脾补肺通窍。

适用人群:适用于变应性鼻炎肺脾气虚型患者。

(4) 苍耳子粥

配方:苍耳子 10 克,粳米 50 克。

制法:将苍耳子洗净,放入煲内,加水适量,武火烧沸,用文火熬煮 15 分钟,然后滤渣取汁,用药汁与粳米同煮成粥。

服法:每天早餐食用。

功效:祛风通窍。

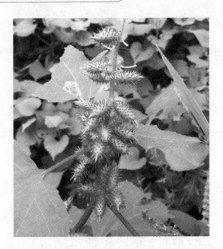

苍耳子

适用人群:变应性鼻炎患者鼻塞明显、喷嚏流涕等(注:苍耳子有小毒,不可多食,热甚患者慎服)。

(5) 梅防甘草汤

配方:乌梅3个,防风10克,甘草10克,五味子5克,白糖适量。

制法:先将上述4味药材洗净,入煲加适量水,武火煎沸后改文火煮20分钟,然后滤渣取汁,加入白糖即成。

服法:早晚各服1次。

功效:疏风散邪、益气软肺。

适用人群:适用于变应性鼻炎患者,尤以预防为主。

（6）川芎白芷炖鱼头

配方：川芎 15 克，白芷 15 克，鲤鱼 1 条（约 250 克），生姜、葱、食盐、绍酒适量。

制法：将川芎、白芷洗净切片，鱼剖腹去鳃洗净；将药材和鱼放入锅内，加姜、葱、盐、酒、水适量，武火烧沸，文火炖熟即成。

服法：配餐食用。

功效：补虚活血，祛风通窍。

适用人群：适用于变应性鼻炎患者，体虚，易复发，易感冒，气短，心悸等（阴虚有热患者忌服）。

（四）自我按摩，畅鼻通窍

按摩主要是通过刺激身体上与变应性鼻炎相关的穴位（主要是鼻部的穴位），使气血顺畅、达到预防和治疗变应性鼻炎的目的。本书列举了以下 5 种按摩方法，读者可根据自身实际条件、操作的难易程度和个人喜好选择相应的按摩方法，建议积极选用并坚持。

1. **鼻保健操的手法（八节 18 拍）**

预备动作：上身端正坐位，眼平视前方，注意力集中，全身放松，双手掌相互搓热。

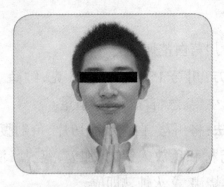

第一节:以双手拇指分别抵住两边风池穴,其余手指可包住头部,旋转揉按,四个8拍(旋转1次为1拍)。(注:风池穴位于项部,与耳垂下方平行,胸锁乳突肌与斜方肌上端之间的凹陷处)。

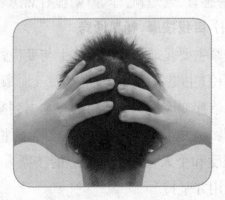

第二节:以右手食、中指旋转揉按百会穴,四个8拍。(注:百会穴位于双耳尖连线与头部正中线交点处。)

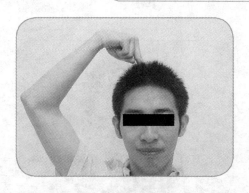

第三节:以双手食指旋转揉按太阳穴,两个 8 拍。(注:太阳穴位于由眉梢到耳朵之间大约三分之一的地方,用手触摸最凹陷处)

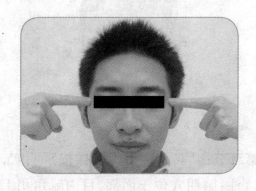

第四节:用双食指按压印堂穴,然后沿眉骨下方向外推至太阳穴,两个 8 拍。(注:印堂穴位于人体的面部,两眉头连线中点)

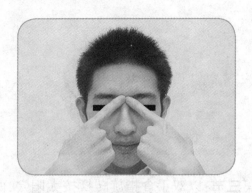

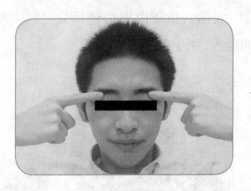

第五节:以双手食指旋转揉按睛明穴,两个8拍。(注:睛明穴位于面部,目内眦角稍上方凹陷处)

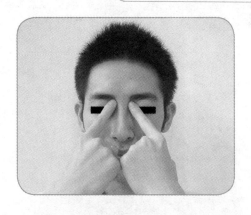

　　第六节:以双手食指旋转揉按迎香穴,两个8拍。(注:迎香穴位于鼻唇沟中,在鼻翼外缘中点旁)

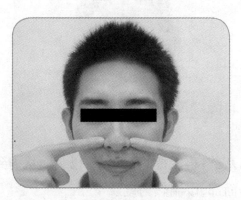

　　第七节:搓热双手小鱼际,反向半合并左右小鱼际,从上到下来回按摩睛明和迎香两穴,两个8拍。

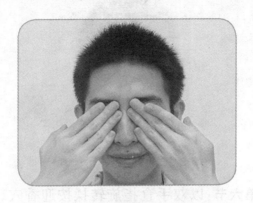

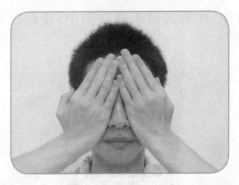

　　第八节:再次搓热双手掌,以掌面从内到外按摩整个面部,以温热为度。

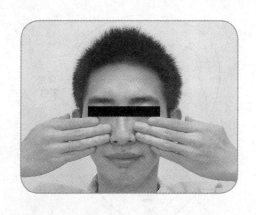

2. 简明鼻炎保健操

（1）揉按百会穴：用一只手食指、中指、无名指按头顶，用中指揉百会穴，其他两指辅助，顺时针转 36 圈。

（2）指推鼻梁两侧：用两只手的食指、中指按住鼻梁两侧，上下推搓 36 次。

（3）揉迎香穴：用两只手的食指按住迎香穴，顺时针转 36 圈。

（4）推擦印堂穴、阳白穴、丝竹空、太阳穴：用两只手的中指按住印堂穴，食指、无名指辅助，依次向阳白穴（眉中心向上一指半处）、丝竹空（为眉梢凹陷处）、太阳穴推擦 36 次。

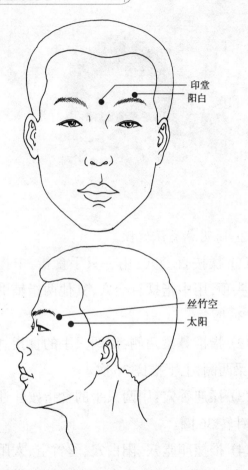

印堂
阳白

丝竹空
太阳

以上四节保健操每天做 3 次,每次做 3 遍,精力集中,指力适度。

3. 鼻炎简易面部按摩方法

此法由福建中医学院郑美凤教授推荐:轻轻

握拳,拇指、食指两两对扣,拇指屈曲在下;将两只手拇指指间关节分别按鼻旁迎香穴 10 次,逆顺时针方向各揉 10 次,重复 3 次;再将两只手拇指指间关节分别推至鼻通穴(在鼻孔两侧,鼻唇沟上方),用上法按揉;最后将两只手拇指指间关节分别推至印堂穴,并拢两拇指,从上星—印堂—上迎香—迎香上下往返轻推至热感即可(注:上星位于人体的头部,当前发际正中直上 1 寸)。每日坚持做 4~5 次,尤其是在晨起或遇到过敏原时,不妨多做,能起到良好的防治作用。还可以在上面的穴位配合艾条温灸,每次 15~20 分钟,效果更好。

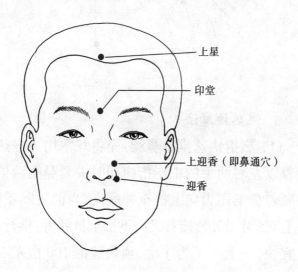

上星

印堂

上迎香(即鼻通穴)

迎香

4. 近远端按摩简易方法

（1）用双食指的外侧来回地搓鼻梁两侧的上下，共搓 200 下，搓揉到鼻梁有发热的感觉。

（2）用双食指尖揉动鼻孔两侧的迎香穴，共揉动 200 下。

（3）用左手的大拇指和食指上下揉动右手的合谷穴 200 下，再用右手的大拇指和食指上下揉动左手的合谷穴 200 下。（注：合谷穴位于手背部位，第二掌骨中点，拇指侧）

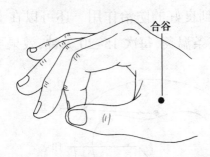

5. 温热按摩法

（1）热指快速推拿鼻梁：先将双掌用力搓热，接着以左右两手的中指指腹同时夹紧鼻梁两侧，并顺着鼻梁用力向上推至神庭穴（当前发际正中直上 0.5 寸处），紧接着又向下推至鼻翼旁，推行速度宜快，一上一下为 1 次，须快速推 100 次左右，使鼻腔内有火热感为佳。

(2) 热指按揉两个穴位:上式结束后,再将双掌搓热,仍以左右两手中指指腹分别按揉以下穴位:①迎香穴,按揉方法:将双手中指指腹压迎香穴上用力按揉1分钟,以有酸疼感为佳。②搓揉鼻准(俗称鼻尖),揉搓方法:用左右两手中指指腹同时夹紧鼻准,用力揉搓1分钟,以鼻腔内有火热感为佳。

(3) 按揉印堂穴:将双手中指指腹同时按住两眉中心,并用力按揉1分钟左右,以产生酸疼感为佳。

(4) 热掌抚揉面庞与鼻腔:上式结束后,再将双掌搓热,抚按于脸庞上,片刻,再以双掌同时用力由上至下反复揉搓脸庞和鼻腔,搓揉次数宜多。要使脸庞和鼻腔都有热感为佳。本按摩方法关键之处有两点:①必须先将双掌搓热,再开始按摩才可有效;②在按摩鼻梁和鼻准时,必须要使鼻腔内有温热感疗效才好。

(五)适度药养,控制鼻炎

可以使用一些中成药,如香菊片、鼻炎康片、鼻渊舒口服液、畅鼻通颗粒、辛芩颗粒等。

补肺中成药如玉屏风颗粒等,健脾中成药有补中益气丸、四君子丸、参苓白术散等,补肾的中成药有金匮肾气丸、蛹虫草粉胶囊等。在鼻炎发作或缓解的不同时期时服用,均可收到一定的功效。

(六) 调理体质,治病求本

体质是变应性鼻炎发生的内在条件,决定了人体对外界刺激的反应性不同,影响变应性鼻炎的发病、辨证、治疗、预后多个方面。过敏性体质(即特禀质)是体质类型的一种,是多种过敏疾病发生的首要因素。另外,气虚质、阳虚质也是变应性鼻炎患者最常见的体质类型,有些患者表现为单一体质(气虚质或阳虚质或特禀质),有些患者表现为混合体质(如气虚质、阳虚质均有)。饮食、营养和运动等对体质的影响是明显的、肯定的,原来体质正常者由于长期饮食中营养成分的改变可以造成体质的改变。通过平时调护、修正其体质,可从根本上预防、减少过敏性疾病的发生,这也是中医"治未病"的防治思想。

下面将变应性鼻炎三类常见体质(气虚质、阳虚质和特禀质)辨识和简单调养方案分述如下。

1. 气虚质

常见证候:除鼻痒、喷嚏、流清涕和鼻塞外,兼见畏风怕冷,易出汗,易感冒,肌肉不健壮,气短懒言,肢体容易疲乏,目光少神,口淡,唇色、毛发不光泽,头晕,健忘,大便正常或大便溏等,舌淡红,舌体胖大,边有齿痕,脉象虚缓。气候变化明显时变应性鼻炎症状易发作。

影响健康因素:①素体亏虚;②过劳;③多汗;④休息睡眠欠佳;⑤多言。应根据自身情况尽量避免上述影响健康的因素。

起居调养:①勿当风而睡;②睡觉时注意穿带袖睡衣,以免露肩引起着凉;③气虚质者不要熬夜及睡懒觉,要学会早睡早起,形成良好的起居习惯。

饮食调养:气虚质可多食山药、黄豆、白扁豆、鸡肉、香菇、大枣、蜂蜜、北芪、莲子、党参、灵芝、芡实、小麦等食物,少吃具有耗气作用的食物,如空心菜、生萝卜等。药膳可参照本章第三节饮食调理部分的益肺固表类和健脾益气类食谱。

运动调养:运动要持之以恒,亦避免过度疲劳,身体不适。运动期间避免着凉和吹风。"言多耗气"，尽量少长时间说话或用声。

药物调养：①玉屏风颗粒：每次 5 克，每日 3次，开水冲服；②补中益气丸：每次 8 粒，每日 3 次，温开水送服。或选用对证中药。

按摩治疗：选迎香、印堂、风池、风府、合谷、神庭、攒竹、足三里、肺俞、脾俞等，其中足三里是强壮要穴，按摩穴位至局部发热为止，每天坚持。

灸法治疗：取印堂、足三里、合谷等，隔姜艾灸 1 次 / 天，3 壮 / 次，灸至皮肤潮红，10 次为一个疗程。可选用雷火灸。

天灸疗法：取白芥子、延胡索、甘遂和细辛研为细末，用鲜生姜汁调成膏状，压成块状，用胶布固定在穴位上。根据时令选穴，可取大杼(双)、肺俞(双)、脾俞(双)、风门(双)、肾俞(双)、厥阴俞(双)、三焦俞(双)、膏肓俞(双)，在"三伏天"、"三九天"、非"三伏三九天"均可行天灸治疗。一般 10 天一次，一次贴 2 小时，视个体情况可适当延长至每次贴 6 小时。

耳穴疗法：取耳穴神门、肺、肾、脾、风溪、外鼻、内鼻、肾上腺等。先用 75% 酒精棉球将一侧耳郭擦拭干净，然后把带有王不留行籽或磁珠的胶布贴于耳穴上,3天换1次,两耳交替进行,嘱患者每天用手按压5~7遍,每次按压穴位处有胀痛、耳郭感觉有灼热感为度,10次为一个疗程。

2. 阳虚质

常见证候:除鼻痒、喷嚏、流清涕和鼻塞外,兼见平素畏冷,手足不温,喜热饮食,形体白胖,精神不振,睡眠偏多,面色㿠白,毛发易落,大便溏薄,小便清长,舌淡胖嫩边有齿痕、苔润,脉象沉迟而弱。

影响健康因素:①寒凉潮湿的环境;②外感风寒;③生冷饮食。应根据自身情况尽量避免上述影响健康的因素。

起居调养:①尽量避开寒凉潮湿的地方居住;②注意保暖。

饮食调养:阳虚质可多食桂圆、核桃、黑芝麻、红枣、桑椹、韭菜、金樱子、芡实等食物,可进食羊肉、兔肉等。药膳可参照本章第三节饮食调理部分的温肾助元类食谱。

运动调养:运动要持之以恒,运动不宜太剧烈,不宜汗出过多,微微发汗则已。运动后及时更换出汗后的衣服,要注意保暖;运动后不宜饮用冰水。

灸法:灸涌泉,睡前先用温热水泡足 10~15 分钟后仰卧于床,露出双脚(冬天注意保暖),施灸者(非患者,也可以是患者本人)对涌泉穴施行温和灸,以患者感脚底有温热舒适感但不烫为度。每穴灸 5~20 分钟。15 天为一个疗程。可选用艾条灸或雷火灸。

穴位按摩:患者自行先将双手大鱼际摩擦至发热,再贴于鼻梁两侧,自鼻根至迎香穴反复按摩至局部觉热为度,或以两手中指于鼻梁两边按摩20~30 次;患者亦可用手掌心按摩面部及颈后、枕部皮肤,每次 10~15 分钟。

揉按涌泉:

方法 1:睡前热水沐足(有条件者建议煮生姜水沐足),沐足时随时加热水,先温后热,以不烫为宜。随即搓脚心,脚心有人字纹处为涌泉穴,属肾经。先以右脚足趾着盆底,使足跟露在水上,用左足心擦搓右足后跟,起到擦搓左足涌泉穴的作用。这样擦搓左涌泉穴 100 次,再换右涌泉穴擦搓100 次为一轮。兑热水(热生姜水)使水温不烫足为度。如此做三轮,左右各 300 次即可。

方法2：于每日临睡前取仰卧位，微曲小腿，以两足心紧贴床面，做上下摩擦的动作，至足心发热。并辅以按摩双侧足三里（位于胫骨外侧约一横指处，找穴时左腿用右手、右腿用左手以食指第二关节沿胫骨上移，至有突出的斜面骨头阻挡为止，指尖处即为此穴）、三阴交（位于小腿内侧，当足内踝尖上3寸，胫骨内侧缘后方）等。

3. 特禀质

遗传因素作为体质形成的先天因素，对体质形成起着决定性作用，最能体现这点的是特禀质。

常见证候：特禀质变应性鼻炎患者除鼻痒、喷嚏、流清涕和鼻塞外，可有湿疹、哮喘病史，发病时鼻痒明显，可伴眼部瘙痒、全身皮疹等。

影响健康因素：父母体质情况。

特禀质目前尚未有比较公认的调养方案，本书编者意见，因特禀质来源于父母的"先天之精"，肾为"精之府"，可认为肾精不足导致特禀质的发生。结合变应性鼻炎发病情况，大多数为肾阳虚，因此特禀质的调养方案可参考阳虚体质。

若变应性鼻炎患者根据上述资料仍不能辨识

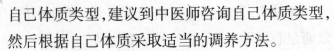

自己体质类型,建议到中医师咨询自己体质类型,然后根据自己体质采取适当的调养方法。

(七)调适心情,顺畅呼吸

研究证明,心理压力可增加过敏性疾病危险和加重其症状。有研究显示,如亲人死亡等悲痛事件大大增加哮喘和特别是变应性鼻炎发作的危险。心理减压活动可降低特应性患者的过敏性反应。遗传易感性、大气污染、环境恶化等因素导致当今过敏性疾病的增加,这些是个人力量难以控制的,对变应性鼻炎患者行心理指导,避免其负性情绪,降低敏感性,增强抗病能力,显得尤为重要。有学者证实,听安抚性音乐可降低变应原特异性 IgE 和缓解变应性症状。因此,变应性鼻炎患者应对变应性鼻炎的知识有较全面的了解,减少因变应性鼻炎导致的焦虑、烦躁,然后积极治疗,乐观面对,同时可配合听轻柔舒缓音乐、书法、绘画等兴趣爱好来怡情养性、调适心情。

(八)常见误区

1. 认识误区

(1) 变应性鼻炎目前无法根治,不过是发作时有点痛苦而已,过后仍和健康人一样,治不治无所谓。

这是不可取的。医学研究表明,很大一部分患者未经积极治疗会并发慢性鼻窦炎、鼻息肉、分泌性中耳炎、支气管哮喘等。因此积极的治疗是很有必要的,世界卫生组织对该病已提出预防性治疗的主导思想,也就是说,以预防为主,防止发作。

(2)花粉、柳絮、粉尘等过敏原是直接与鼻腔、眼结膜、气管接触后诱发过敏的。

过敏原都是被人体接触后,与人体免疫系统发生作用,激活肥大细胞、嗜碱细胞后释放过敏介质——组胺、慢反应物质入血,通过血液与眼结膜、皮肤黏膜、气管结合后发生过敏症的。

(3)鼻炎很简单,随便买点药吃就行了;变应性鼻炎不能根治,跟着广告寻求"偏方""验方"。

鼻炎其实也不简单,可以分很多种鼻炎,每个人的情况不尽相同。随便买药吃,部分患者鼻部症状可能得到控制,也有部分患者导致病情加重,延误治疗最好时机。变应性鼻炎患者应该去有条件的医院,找耳鼻咽喉科和经过变态反应学训练的专业医生来治疗。必须经过临床诊断、过敏原测试或过敏原皮肤点刺试验后，再给予个体化治疗的方案。

由于各种各样的致敏原在空气中飘散，人们无法加以清除，加之患者有过敏体质，所以变应性鼻炎的治愈还是有较大难度，目前，只可以控制。一些宣传治鼻炎的广告鼓吹"包治包好"是不科学的。门诊中很多人都是在花了很多钱、试过很多种广告宣传方法后仍不见好转才来医院求治。

2. 锻炼误区

每周踢球 1~2 次，每次 1~2 小时，这样运动应该够了。

主要为过度锻炼和不能坚持。患者需要锻炼提高机体抗病能力，但有些患者运动的强度过大，这样适得其反。因疾病本身已使患正气虚损，此时如果锻炼强度过大，汗出过多，气随汗泄，加剧正气损耗，反而不利于病情恢复。在运动方式的选择上，根据自己的体力、兴趣选择相应的运动并坚持，运动不宜太剧烈和疲劳，出汗多时应及时擦干，避免直接吹风和冷空气。

3. 用药误区

（1）变应性鼻炎发作时鼻塞流涕,跟感冒差不多,吃点感冒药就好了。

变应性鼻炎和感冒症状相似,但不能等同,其发病原因和机理也不一样,变应性鼻炎是体内一种变态反应,感冒是病毒感染人体导致的,感冒药内有抗组胺成分,变应性鼻炎患者服用后有一定效果,但感冒药中的其他成分无治疗作用,反而因长期服用带来一定的副作用,因此应避免使用抗感冒药治疗变应性鼻炎。

（2）抗过敏药物立竿见影,犯病时用一下就行了。

立竿见影的抗过敏药多为抗组胺药和激素类药,不但会致人困乏疲倦,对肝肾还有损害,而长期激素口服更可能导致肥胖、感染、色素沉着、电解质紊乱、影响儿童生长等问题(鼻用激素全身吸收极少,副作用很小)。另外这些抗过敏药物多在使用时见效,一停药就复发,症状甚至更重。根据变应性鼻炎是一个长期反复发作的疾病,鼻腔黏膜的炎症是持续性炎症,应在疾病缓解期继续治疗。

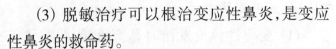

（3）脱敏治疗可以根治变应性鼻炎，是变应性鼻炎的救命药。

脱敏治疗是免疫治疗的一种方式，利用低滴度的过敏原刺激人体产生抗体，再不断加大过敏原的滴度，逐渐达到抗原抗体结合的高饱和度，这样当外界的过敏原再进入人体时，将不再产生变态反应，从而达到过敏体质的非过敏状态。这就是"舌下含服"或"皮下注射"脱敏治疗的基本原理。但上述情况只是理想中的状态，实际医疗中存在以下几个现实的问题：一是过敏原的种类繁多。自然界中存在着极多的过敏原，而我们目前能检测的包括食物组和吸入组也就30多种。目前脱敏治疗主要是针对单独螨虫过敏的患者有一定的疗效。二是治疗费用高，疗程长。3年（部分厂家宣传2年并不合适）的治疗，2万~3万元的费用，是很多家庭难以承受的。三是脱敏治疗期间和脱敏治疗后仍需药物治疗，只是在脱敏治疗起效后药物可逐渐减少。因此，在脱敏治疗前，医患双方都应充分沟通，目前的医疗技术水平治愈变应性鼻炎还很难。尤其是目前对多种过敏原中单一的一种脱敏，临床上实际的疗效是有限的。

（4）所有变应性鼻炎的患者都适合做脱敏治疗,故有家长认为要在孩子还小的时候把变应性鼻炎治好,所以常常要求给小孩做脱敏治疗。

脱敏治疗适合以下变应性鼻炎患者:①变应性鼻炎合并过敏性哮喘的患者,在药物治疗的前提下,使用免疫治疗,可以同时减轻呼吸道和鼻部的症状。单纯螨虫过敏,舌下含服即可;合并有其他过敏原者,可以考虑皮下注射。②单纯螨虫过敏的变应性鼻炎患者,可以考虑舌下含服治疗,疗程 3 年。③难治性或常年性变应性鼻炎患者,长期用药效果差,可以考虑联合脱敏治疗。④对激素不敏感的变应性鼻炎患者,脱敏治疗是一种可能有疗效的方法。对于儿童,脱敏疗法是有严格限制的,就目前常用的脱敏药物,"舌下含服"在 4 岁以上才能使用;而"皮下注射"必须在 6 岁以上才能使用。尤其是儿童,如果仅有间歇性变应性鼻炎,不主张使用免疫治疗。文献表明,儿童的免疫功能在 9 岁和 13 岁左右会有两次很大的提升,这就是很多哮喘患者在 9 岁后发作减少或不发作和变应性鼻炎患者在 13 岁以后可渐渐自愈的原因。因此脱敏治疗对于间歇性鼻炎的儿童是

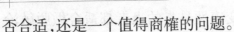

否合适,还是一个值得商榷的问题。

(5) 脱敏治疗没有副作用,这也是很大的误解。

所谓脱敏,就是给人体加入适当的过敏原,那么既可以让我们产生抗敏的状态,也有可能造成机体的过敏状态,而且一旦发生过敏反应,后果也是很严重的。目前在国内已经有报道,1例成人在进行免疫治疗时发生严重的副反应,这也是我们临床医师在推荐患者进行脱敏治疗时必须注意的问题。

(6) 脱敏治疗可以完全替代药物治疗,脱敏治疗后就可以不用药物。

脱敏治疗并不能完全替代药物。脱敏治疗的第一个50周,鼻喷激素和抗组胺、抗白三烯药物不能减量;第二年在治疗有效的前提下,药物治疗量可以减少一半;第三年以后仍需要用维持量的药物治疗。很多人由于害怕使用鼻喷激素,而对脱敏治疗抱有很大的希望。其实脱敏治疗只是一线药物治疗前提下的一种辅助治疗的方法,在脱敏疗程(一般是3年)结束后,在有疗效的情况下,维持量的药物治疗还得进行。而对于早期就发现疗效不佳的患者,药物治疗仍是其主要的治疗方法,脱敏治疗甚至可以停止以减轻患者的负担。

(7) 手术可以治愈变应性鼻炎,无需药物治疗。

变应性鼻炎手术治疗主要适用于合并鼻腔结构异常的变应性鼻炎患者,如鼻中隔偏曲矫正加划痕术和鼻甲部分切除术等,手术解除鼻腔的机械性阻塞,改善鼻腔通气。对于不存在鼻内结构异常者可采取其他辅助治疗,包括下鼻甲射频治疗、微波在鼻丘、鼻中隔前上方、中鼻甲多点热凝治疗或激光照射鼻丘、鼻中隔和蝶腭孔治疗等,这些手术主要是通过破坏鼻黏膜防御功能,降低敏感性;破坏感觉神经和副交感神经纤维,降低其兴奋性;抑制鼻黏膜肥大细胞、嗜酸性粒细胞和淋巴细胞脱颗粒和介质的释放,使 P 物质失活、变性等等。但是手术导致的改变都是短暂的,随着黏膜的再生,神经末梢的重新长入,变应性鼻炎会复发,所以这些手术达不到根治变应性鼻炎的目的。

变应性鼻炎是由变应原激发的、由 IgE 介导的鼻部炎性疾病,手术治疗只是一种对症性、创伤性和非特异性治疗手段,并不能直接改变变应性鼻炎患者的免疫状况，因而更多地作为辅助治疗手段。目前控制变应性鼻炎主要采用药物治疗和免疫治疗，同时尽量避免接触过敏原。

三 名家防治指导

（一）西医治疗

1. 避免过敏原

注意避开一切已明确或可疑的致敏原，包括一切致敏性吸入物、食物、药物和接触物，具体细节见第二部分《个人防治攻略》。

2. 药物治疗

变应性鼻炎西医治疗以抗组胺药与糖皮质激素为主，针对临床症状配合选用减充血剂、抗胆碱药、肥大细胞稳定剂或抗白三烯药，以上药物能迅速控制症状，但不能逆转变应性疾病的自然进程，可谓治标不治本。药物在体内代谢完，鼻部症状很快又发作，部分患者需要长期用药，还有部分患者即使应用两种以上的西药后仍难以控制症状发作。而变应性鼻炎患者除了有鼻部症状外，常伴有一些全身症状，如恶风、怕冷、便溏等症状，如选用抗组胺药及糖皮质激素等西药则不能很好地控制此类症状。中医药本着"整体论治、治病求本"理念,运用中药、针刺、天灸、耳穴贴压等方法综合调理体质,通过改善机体内环境来降低其敏感性、提高对外界环境的抵抗力,对变应性鼻炎的局部症状及全身症状均有良好的疗效,属于标本兼治的方法。但单纯的辨证应用中药内服,往往需要连续服用一段时间才逐渐显效。故在药物选择上不妨中西医结合,取长补短,方可达到控制变应性鼻炎的发作、或减少发作次数、或减轻发作程度的目的。

(1)抗组胺药物:是治疗变应性鼻炎的一线用药,对治疗鼻痒、喷嚏和鼻分泌物增多疗效较好,但对缓解鼻塞作用较弱。

1)第一代抗组胺药,如扑尔敏、赛庚啶、溴苯那敏等,价格便宜,但是由于具有明显的嗜睡作用,所以从事高空作业、驾驶、机械操作,精密设备使用及其他需要保持警觉状态的工作者、脑力劳动者应该慎用,甚至不选用。

2)第二代抗组胺药:如西替利嗪、依巴斯汀、氯雷他定等,为临床最广泛使用的抗组胺药,其对中枢神经几乎无抑制作用,故很少出现镇静、嗜睡等副作用,且其药效持久,大多数药物只需每日服用1次即可。由于此类药物中的特非拉丁及阿司咪唑具有一定的心脏毒性,应谨慎选用。另外,此类抗组胺药如与酮康唑、伊曲康唑等抗真菌药及红霉素、螺旋霉素等大环内酯类抗生素同时使用,有引起药物蓄积、增加心脏毒性的危险,故应注意避免。

3) 第三代抗组胺药:如地氯雷他定、左旋西替利嗪及卢帕他定等,药物安全性更好,药物副反应更少。

4) 局部用抗组胺药:如左卡巴斯汀(又名立复汀),氮䓬斯汀(又名爱赛平),对鼻痒、喷嚏、流涕和鼻塞、眼痒等症状起效迅速,还可避免或减低全身副作用。

(2) 减充血剂(血管收缩剂):常用的滴鼻剂为1% 麻黄素(儿童为0.5%)及鼻喷雾剂羟甲唑啉可迅速缓解鼻塞症状。口服减充血剂如伪麻黄碱,起效时间较外用减充血剂慢。由于使用此类药物可引起药物性鼻炎,因此药物疗程应限制在1周之内。

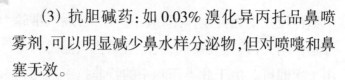

（3）抗胆碱药：如 0.03% 溴化异丙托品鼻喷雾剂，可以明显减少鼻水样分泌物，但对喷嚏和鼻塞无效。

（4）肥大细胞稳定剂：鼻内用药如色甘酸钠（又名咽泰），其剂型为 2% 滴鼻剂及喷鼻剂，该药副作用很少，但起效时间多在 1 周以后，故属预防用药。口服的尼多可罗，临床研究提示其效用明显强于色甘酸钠。

（5）抗白三烯药物（白三烯受体拮抗剂）：白三烯亦是过敏反应的重要炎性介质，其受体拮抗剂为治疗变应性鼻炎的重要药物，如扎鲁司特（又名安可来），孟鲁司特（又名顺尔宁），此类药物对变应性鼻炎、哮喘及眼部症状均有一定的疗效。

（6）糖皮质激素

1）全身糖皮质激素：仅用于对其他药物无反应或不能耐受鼻内药物的重症患者，疗程一般不超过 2 周，多采用口服泼尼松龙，每日 30 毫克，连服 7 日后，每日减少 5 毫克，然后改为鼻内糖皮质激素局部应用。

2）鼻内糖皮质激素：为治疗变应性鼻炎的最有效的药物，是中 / 重度持续性变应性鼻炎的一线治疗,如丙酸倍氯米松鼻喷雾剂(又名伯克纳)、布地奈德鼻喷雾剂(又名雷诺考特)、丙酸氟替卡松鼻喷雾剂(又名辅舒良)、糠酸莫米松鼻喷雾剂(又名内舒拿)、曲安奈德鼻喷雾剂(又名珍德)等。该类药物对变应性鼻炎的所有症状以及眼部症状都有改善作用,而且全身性副作用少,一般使用药物后6~12小时起效,其最大疗效出现在数天后,注意使用时应将药物喷向鼻腔两外侧壁,而不是向鼻中隔喷药,建议用"交叉手"方法喷鼻,即用左手喷右侧鼻腔外侧壁、右手喷左侧鼻腔外侧壁。

对变应性鼻炎有多种药物可供选择,世界卫生组织组织专家编写的《变应性鼻炎对哮喘的影响》建议"阶梯治疗方案",即根据病情的严重程度选用药物,该方案的原则大致如下:

轻度间歇性鼻炎——H_1受体拮抗剂(口服或鼻内)和(或)减充血剂;

中-重度间歇性鼻炎——鼻内给予糖皮质激素(每日2次);治疗1周后复查,如需要可加用H_1抗组胺药和(或)短期内口服糖皮质激素(如强的松等);局部用色甘酸。

轻度持续性鼻炎——H_1受体拮抗剂(口服或

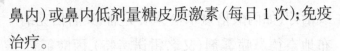

鼻内)或鼻内低剂量糖皮质激素(每日1次);免疫治疗。

中-重度持续性鼻炎——鼻内给予糖皮质激素(每日2次),口服H_1受体拮抗剂;或在治疗开始短期内口服糖皮质激素;免疫治疗。

除上述共性原则外,目前越来越提倡变应性鼻炎患者的"个性化治疗方案",是指根据患者症状、全身情况和药物功效制定的更加合理的治疗方案。

3. 特异性免疫疗法

特异性免疫治疗可能改变变应性疾病的自然病程,在临床上应用已超过一百年的时间。特异性免疫治疗是以递增剂量的方式给予变应性鼻炎患者变应原提取物,以改善以后暴露于致敏变应原时产生的症状,并可减少发生新的致敏情况,减轻发展为哮喘的几率。目前特异性免疫治疗有3种给药方式,分别为舌下、皮下及鼻内给药途径。其中皮下免疫治疗应用较广泛,可以用于成人和儿童螨及花粉变态反应的治疗,一般需3年或更长时间,其治疗停止后数年仍有疗效,但免疫治疗过程有可能引起全身副作用,甚至危及生命。舌下免疫治疗对螨及成人花粉变态反应的有一定疗效。而鼻内免疫治疗可用于花粉变态反应的患者。对于持续性鼻炎和(或)伴有哮喘的患者,可考虑选用特异性免疫疗法,注意避免在哮喘急性发作时进行治疗。

4. 外科手术

对内科治疗效果不佳的患者可考虑进行鼻甲黏膜激光照射、射频以及化学烧灼(三氯醋酸、硝酸银)及翼管神经切断术,对增生肥大的下鼻甲做部分切除及行鼻中隔偏曲矫正术可改善鼻通气情况。

(二)中医治疗

1. 分型治疗

中医治疗的特色及精髓是"辨证论治",根据每位变应性鼻炎患者的症状、鼻部体征和伴随的全身症状、舌脉综合分析,确定患者属于哪一类证型,然后才对证用药。变应性鼻炎的中医证型主要有四型,其相应的症状体征及中药治疗分述如下。

(1)肺气虚寒,卫表不固

主证:鼻塞,鼻痒,喷嚏频频,清涕如水,嗅觉减退,畏风怕冷,自汗,气短懒言,语声低怯,面色苍白,或咳嗽痰稀。舌质淡,舌苔薄白,脉虚弱。

检查:下鼻甲肿大光滑,鼻黏膜淡白或灰白,鼻道可见水样分泌物。

治法:温肺散寒,益气固表。

方药:温肺止流丹加减。

常用中药:细辛、荆芥、人参、甘草、诃子、桔梗、鱼脑石。鼻痒甚,可酌加僵蚕、蝉蜕;若畏风怕冷,清涕如水者,可酌加桂枝、干姜、大枣等。

(2) 脾气虚弱,清阳不升

主证:鼻塞,鼻痒,清涕连连,喷嚏突发,面色萎黄无华,消瘦,食少纳呆,腹胀便溏,四肢倦怠乏力,少气懒言,舌淡胖,边有齿痕,苔薄白,脉弱无力。

检查:下鼻甲肿大光滑,黏膜淡白,或灰白,有水样分泌物。

治法:益气健脾,升阳通窍。

方药:补中益气汤加减。

常用中药:人参、黄芪、白术、炙甘草、陈皮、当归、升麻、柴胡。若腹胀便溏、清涕如水、点滴而下者,可酌加山药、干姜、砂仁等;若畏风怕冷,遇寒则喷嚏频频者,可酌加防风、桂枝等。

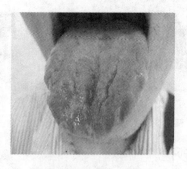

舌淡胖,边有齿痕,苔薄白

(3) 肾阳不足,温煦失职

主证:鼻塞,鼻痒,喷嚏频频,清涕长流。面色苍白,形寒肢冷,腰膝酸软,神疲倦怠,小便清长,或见遗精早泄,或见黑眼圈。舌质淡,苔白,脉沉细无力。

检查:下鼻甲肿大光滑,黏膜淡白,鼻道有水样分泌物。

治法:温补肾阳,固肾纳气。

方药:肾气丸加减。

常用中药:熟地、山茱萸、山药、丹皮、泽泻、茯苓、桂枝、附子。若喷嚏多、清涕长流不止者,可加乌梅、五味子等;若遇风冷即打喷嚏、流清涕者,可加黄芪、防风、白术;腰膝酸软者,可酌加枸杞子、菟丝子、杜仲等;兼腹胀便溏者,可酌加白术、黄

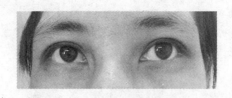

黑眼圈

芪、人参、砂仁。

(4) 肺经伏热,上犯鼻窍

主证:鼻痒,喷嚏频作,流清涕,鼻塞,常在闷热天气发作。全身或见咳嗽,咽痒,口干烦热,舌质红,苔白或黄,脉数。

检查:鼻黏膜色红或暗红,鼻甲肿胀。

治法:清宣肺气,通利鼻窍。

方药:辛夷清肺饮加减。

常用中药:黄芩、栀子、石膏、知母、桑白皮、辛夷花、枇杷叶、升麻、百合、麦冬。

2. 中成药

(1) 补中益气丸:每服 10 克,一日 3 次,适用于变应性鼻炎属脾气虚弱,清阳不升者。

(2) 玉屏风散:每服 5 克(1 袋),一日 3 次,适用于变应性鼻炎属肺气虚寒,卫表不固者。

(3) 辛芩颗粒:每次 5 克(1 袋),一日 3 次,20

日为一个疗程,适用于变应性鼻炎属肺气不足、外感风邪证、恶风自汗、鼻流清涕、鼻塞、脉虚浮者。

(4) 鼻炎康片:每次 1.48 克(4 片),一日 3 次,适用于变应性鼻炎属肺经伏热、上犯鼻窍者。

(5) 畅鼻通颗粒:一次 12 克(1 袋),一日 3 次,适用于变应性鼻炎属外感风寒、营卫不和,恶风有汗、头痛、喷嚏、鼻塞者。

3. 免煎中药配方颗粒及膏方

(1) 免煎中药配方颗粒,又称免煎中药,免煎中药配方颗粒是按照中药制剂浸提法,选用适当的溶媒和程序,将符合炮制规范的中药饮片经提取、浓缩、干燥等制剂工艺,按一定比例制成,供药剂人员遵临床医嘱随证配方,按规定剂量调配给患者直接服用的散剂或颗粒剂。具有携带使用方便、稳定性好、吸收快等特点,患者可以依个人情况和喜好选择此类免煎煮的颗粒剂。

(2) 膏方又称"煎膏""膏滋",属中医传统剂型之一,随着人民生活水平的提高以及对于健康的关注,越来越多人选择秋冬季节服用膏方进行养生保健及调治疾病。变应性鼻炎以气虚、阳虚为本,所以治疗宜补气温阳为主,温肾健脾补肺为

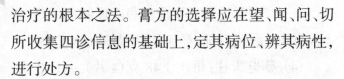

治疗的根本之法。膏方的选择应在望、闻、问、切所收集四诊信息的基础上,定其病位、辨其病性,进行处方。

4. 验方、便方

(1)截敏蜜梅汤:乌梅、防风、柴胡、五味子各12克,甘草8克,水煎,分2次服,每次加入蜂蜜15克。

(2)桃红四物汤加味:当归、赤芍、生地、苍耳子各15克,川芎、红花、桃仁各12克,黄芪、白术、防风、辛夷各10克,水煎服。

(3)温阳祛风汤:淫羊藿、锁阳、蛇床子、白蒺藜、白芷、乌梅各10克,枸杞子、桑椹、白芍各12克,细辛3克,水煎服。

(4)缩泉丸加味:益智仁、黄芪、乌梅、五味子各15克,山药、苍术、苍耳子、辛夷各10克,细辛、甘遂各3克,防风6克,水煎服。

(5)清热止嚏汤:葛根、赤芍、生地黄、牡丹皮、紫草各15克,黄芩、知母、黄柏各10克,泽泻12克,肉桂1克(兑服),细辛3克,红花6克。

(6)劫敏汤:黄芪、乌梅、诃子肉、干地龙各10克,柴胡3克,防风、稀莶草各6克,水煎服。

（7）鼻敏汤：苍耳子 15 克，辛夷 12 克，白术、诃子各 9 克，荆芥、防风 白芷各 10 克，黄芪 30 克，乌梅 20 克，柴胡、薄荷各 6 克，麻黄 3 克，细辛 2 克，水煎服。

（8）塞鼻方：五倍子、辛夷、蔻仁、石榴皮、细辛为末，各等分，早晚棉裹塞鼻约半小时，左右交替使用。

（9）玉屏风合桂枝汤加味：熟附片、桂枝、防风、辛夷、蝉蜕各 6 克，黄芪、荜澄茄、白术、白芍各 15 克，细辛 3 克，甘草 10 克，水煎服。

5. 中医外治法

（1）体针：选迎香、印堂、风池、风府、足三里等为主穴，以上星、合谷、禾髎、肺俞、脾俞、肾俞、三阴交等为配穴，每次主穴、配穴各选 1~2 穴，留针 20 分钟，每日 1 次，针用补法，10 次为一个疗程。

（2）耳压法：一般选用中药王不留行籽或磁珠等，贴压在肺、脾、肾、肾上腺、内分泌、皮质下、内鼻、外鼻、神门、过敏区等耳穴上，通过按压刺激耳穴达到治疗目的。最常选用的穴位是肺、内鼻、肾上腺、脾、肾、外鼻、内分泌、神门，贴上耳穴后嘱

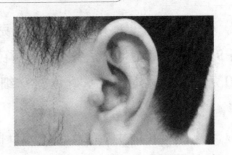

患者自行按压 2 次以上不等,大多数按压 3~5 次,多以按压至有酸、胀和耳郭灼热感为度。

亦可选用耳穴埋针,选穴可取内鼻、神门、内分泌、肺、脾、肾等,两耳交替施针,2~3 日 1 次,10 次为一个疗程。

(3) 灸法:主穴取印堂、上星、百会、禾髎,配穴取身柱、膏肓、命门、肺俞、肾俞、足三里、三阴交,每次各 1~2 穴,艾条悬灸 15~20 分钟,每日 1 次,7~10 次为一个疗程。或隔姜灸,每次 2~3 穴,每穴 20 分钟,10 次为一个疗程。

(4) 穴位贴敷:又称天灸疗法。按施治的时间划分,可分为"三伏天灸"、"三九天灸"、"日常天灸":前两者是指在三伏天、三九天进行天灸的疗法,后者则是指在平常不考虑时间或季节因素进行施治的天灸。用白芥子 30 克、延胡索、甘遂、细辛、丁香、白芷各 10 克研粉备用。临用时以姜汁调糊,做成约 1 厘米 ×1 厘米大小方块状,上面撒适量肉桂粉或麝香贴穴位。穴位选择依据健脾补肺益肾的原则选取,常用穴位有肺俞、风门、胃俞、脾俞、肾俞、志室、定喘、中脘、下脘、气海、关元,上午贴,保留 4 小时以上,敷后皮肤可起泡,或仅使局部充血潮红。三伏灸每 10 天 1 次,三九灸每 9 天 1 次,日常灸可每周 1 次,连续 3 次以上为一个疗程。

(5) 发泡疗法:斑蝥炒酥,研粉过筛装瓶备用。取 1 平方厘米大的胶布中间剪黄豆大孔,贴于内关或印堂穴,暴露穴位,置入少许斑蝥粉,再

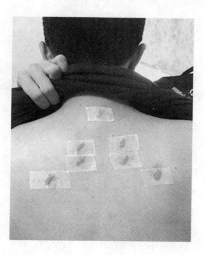

以胶布覆盖约 12~24 小时后去胶布(亦可视皮肤反应程度而定),可见穴位表皮上有水泡,若有水泡可待其自然吸收,或可用注射器抽吸水泡,每周1 次,3 次为一个疗程。

(6) 穴位注射法:可选迎香、合谷、风池等穴,药物可选当归注射液、丹参注射液或维生素 B_1、维丁胶性钙、胎盘组织液等,每次 1 穴(双侧),每穴 0.5~1 毫升。每 3 日 1 次,10 次为一个疗程。

(7) 按摩:通过按摩以疏通经络,使气血流通,祛邪外出,宣通鼻窍。可参考本书第二章"个人防治攻略"。

(8) 沐足:生姜 60 克水煎外用,睡前沐足。

四 药食宜忌速查

（一）中西药物不良相互作用

目前尚未有关于抗组胺药、糖皮质激素和减充血剂与治疗变应性鼻炎的中药相互作用的研究,根据编者的临床观察和用药经验,我们认为下列药物组合用可能会产生一定的副作用,因此,建议在使用下列相关药物时请慎重考虑。常见中西药物不良相互作用参见下表:

	西药	中药	不良相互作用
抗组胺药	氯苯那敏、氯雷他定、西替利嗪	荆芥、防风、紫草、蝉蜕、蜂房、白芷、诃子、五味子、乌梅	中西医合用,对中枢抑制作用增强
糖皮质激素	强的松、丙酸氟替卡松鼻喷雾剂、糠酸莫米松鼻喷雾剂、布地奈德鼻喷雾剂等	茯苓、泽泻、山萸肉、黄芪	两者长期应用会降低免疫力、增加毒性

	西药	中药	不良相互作用
减充血剂	麻黄素	麻黄	两者合用,增加血压升高副作用及心脏毒性

另外,医师的西药处方主要是由患者的西医诊断和病情决定的,中药处方则是根据患者的体质、中医辨证分型和就诊时的相关症状综后评定后制定的,因此,用药不能完全拘泥于某西药与某中药混合使用可能产生的不良反应,应根据体质、诊断和相关症状来综合评估。若在就诊过程中医生开了西药和中药处方,建议西药和中药的服用时间间隔 2 小时左右,以便观察药物的不良反应和尽量避免不同药物之间的相互作用。

(二) 禁忌用药

1. 易过敏的西药

头孢、青霉素类的抗生素易过敏,患者在使用时应严格遵照医生的指导,并且使用前做好皮试,对于过敏的患者应予以禁用。

2. 易过敏的中药

由于虫类中药为异体蛋白,一些虫类中药易导致患者一些过敏现象,如蝉蜕、僵蚕、蜈蚣等,应慎用。

(三) 饮食禁忌

1. 忌吃"发物"

"发物"一般是指食后能引起旧病复发或新病加重的食物。"发物"包括的范围很广,对于不同的患者来说是因人而异的。对某些已知会引起过敏、诱发变应性鼻炎的食物,应避免食用。例如:鱼、虾、蟹等海产类产品,这类食品大多咸寒而腥,对于体质过敏者,易诱发过敏性疾病发作。变应性鼻炎患者应根据自己的实际情况,合理"忌口",这样既可以避免由饮食不慎而导致鼻炎发作加重,又可以防止因过于讲究"忌口"而影响机体对多种营养物质的吸收。

2. 忌食"生冷"

变应性鼻炎患者体质大多虚寒,尽量避免吃属性寒凉、生冷之物,如西瓜、梨、杨桃、柿等各种生冷之品,尽量不进食冷冻食品。

五 医患互动空间

（一）专家答疑

1. 变应性鼻炎与伤风感冒如何区别？

伤风感冒多在气候变更,疲劳后、受热或受凉所导致的以鼻塞、鼻涕多为主要表现的上呼吸道感染。本病起病时间短,也称为急性鼻炎,多因病毒感染所致,病程在5~10天,一般可自愈,起病早期也有清涕,继发细菌感染后可转为脓性鼻涕,再继续发展可发展为急性鼻窦炎、支气管炎甚至肺炎。与变应性鼻炎的阵发性喷嚏、鼻痒、大量清水样鼻涕,以早晨症状重,随着日温升高,喷嚏,清涕减少,次日再次循环发作是不同的。

2. 变应性鼻炎是全身性疾病还是鼻局部的疾病？

变应性鼻炎是由人体接触致敏原后发生的一种免疫反应,当人体再次接触同一致敏原后,引起一系列的变态反应,导致一些生物活性介质的释放,如组胺、白三烯等,它们可以引起毛细血管的扩张、血管通透性增加、平滑肌收缩和腺体分泌增多,从而出现鼻塞、喷嚏和大量清水样鼻涕,这些反应也可表现在身体的其他器官和部位,出现在皮肤表现为荨麻疹,发生在支气管就出现哮喘,发生在肠道就可表现为腹痛、腹泻等多种症状。因此,变应性鼻炎的发生只是全身变态反应的一个局部表现,有明显的个体差异,个别人可以上述变态反应全部都出现,一些人只是鼻的症状比较突出,严重时也可并发或加重哮喘的发病。所以,变应性鼻炎绝不是仅仅鼻局部的疾病。

3. 变应性鼻炎有哪些类型?

变应性鼻炎常由于接触室内或室外环境中的变应原而诱发鼻炎发作,最常见的变应原中花粉(树、花及杂草)是导致间歇性变应性鼻炎的主要病因;户(粉)尘螨、屋尘、宠物皮毛和真菌是持续性变应性鼻炎的主要过敏原。最近,世界卫生组织根据《变应性鼻炎及其对哮喘的影响》推荐用"间歇性变应性鼻炎"和"持续性变应性鼻炎",取代之前使用的"季节性"和"常年性"变应性鼻炎。

4. 变应性鼻炎有遗传吗？会传染吗？

变应性鼻炎有明显的家族史。当父母均有变应性鼻炎时，其子女有 70% 的遗传机会；若仅父亲有变应性鼻炎，其子女有 30% 的遗传机会；若母亲有变应性鼻炎，其子女有 50% 的遗传机会，说明母亲的遗传影响更大。有学者对部分过敏性哮喘的家族过敏史进行了调查，发现亲属中患过敏性哮喘、变应性鼻炎、湿疹等疾病的比例均较一般群体为高，患病率可达 20%~50%。所以，变应性鼻炎是有遗传的，幼儿童可在 1、2 岁就开始发病，儿童也是高发人群。但这一疾病不会传染，夫妻之间一方有变应性鼻炎，长期生活几十年，另外一方并不会罹患变应性鼻炎的。

5. 变应性鼻炎与体质有关吗？

人体的体质分为 9 种，分别是平和质、气虚质、阳虚质、阴虚质、痰湿质、湿热质、血瘀质、气郁质、特禀质。变应性鼻炎患者的体质主要集中在气虚质、阳虚质和特禀质三种，少数人也有其他混合或兼杂的体质。体质主要受遗传的因素影响，外界环境（大环境）、家庭的生活习惯（小环境）对体质是有影响的,同时这些因素也可改变体质。如大气中的废气、工业废水、汽车尾气、户外的花粉、动物皮毛、室内的螨虫、影响体质变化的因素也会影响变应性鼻炎的发生。特禀质尤其受遗传的影响,如一些特禀质者容易对虾蟹、牛奶过敏,甚至完全找不到原因的就出现过敏症状,好像对"空气"过敏。说明体质与变应性鼻炎是有关联的。

6. 变应性鼻炎与生活习惯有关吗?

人与所处的社会和自然息息相关,其生活习惯包括饮食结构、风俗习惯、宗教信仰以及工作和睡眠等,南北方还有地域的差别,这些均会对每一个个体的健康有不同的影响。一些人喜欢寒凉及冷冻食品,比如广东属南方,为湿热之地,很多人家平时喜欢煮凉茶当保健品,有事无事全家老少都喝一碗,小孩在很小时候就开始同大人一样喝了。过食寒凉之品易伤阳气,出现体质的偏颇,进而导致疾病。北方天气寒冷,室外冰天雪地,室内有暖气,室内外温差大,致使人体皮肤汗孔骤开骤闭,容易为风寒风热等入侵体内,导致疾病的发生;还有一些素食者,长期饮食仅进食瓜果,不食油荤,致体质比较寒凉,抵抗力下降。也有一些人长期大量的"补"益身体,如不断"补肾补阳",致体质偏温,正常的或者较好的生活习惯是饮食多样化,食品种类多,不偏食或仅食用嗜好之品,尽量食用时令蔬菜、水果,少食反季节瓜果。日常作息规律,少熬夜,有适当的并适合自己的运动,并能持之以恒。

7. 变应性鼻炎有哪些并发症?

(1) 支气管哮喘:部分花粉症和严重的持续性变应性鼻炎患者,会发生支气管哮喘,这是由于过敏性支气管病变的致敏物,也可引发变应性鼻炎。研究表明,变应性鼻炎与支气管哮喘在流行病学、发病机制、病理改变等方面,有很多相似之处,在上下呼吸道存在着一致性,经常同时存在,前者比后者先发病,则是哮喘的一个危险因素,所以现在提出了"一个呼吸道、一个疾病"的概念。一般在鼻部、眼部症状出现后数年,才有支气管哮喘。在哮喘发作之前,先有持续性、久治不愈的咳嗽,这是哮喘的前驱症状。由过敏性气管炎或支气管炎所致的极少数哮喘患者,哮喘与鼻部、眼部症状同时出现。少数儿童先有哮喘,数年后才出现鼻部症状,此时哮喘可能还在发作,也可能已经没有症状了。支气管哮喘发作的主要表现是，呼气性呼吸困难并有哮鸣音；严重者伴有胸闷、憋气、不能平卧，常取端坐位或半坐位，以帮助呼吸；为了排除支气管内的黏稠痰，常不停地用力咳嗽，小儿可因此引起呕吐；当哮喘开始缓解时，常有多量白色黏痰咯出，呼吸困难随之解除。长期发作哮喘可以并发肺气肿、肺心病，严重影响患者的身体健康和生活质量。这种情况常见于常年性变应性鼻炎。

（2）过敏性分泌性中耳炎：由于肿胀和水肿的鼻黏膜与咽鼓管黏膜相连续，咽鼓管黏膜也可以发生同样的病变。当咽鼓管黏膜肿胀和水肿达到一定程度时，可导致咽鼓管阻塞，中耳腔积液，并出现传导性耳聋，这就是过敏性分泌性中耳炎。耳闷、耳堵塞感、耳鸣、听力下降，可随鼻症状的变化有波动性，时轻时重，可能与是否接触了变应原有关。

（3）过敏性鼻窦炎：鼻窦黏膜水肿，与鼻腔的病理改变类似。X线片显示窦腔均匀、云雾状的模糊影。鼻黏膜水肿可以使窦口引流不畅，或窦内逐渐变成负压。患者有头痛，若继发感染，可伴

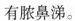

有脓鼻涕。

(4) 过敏性咽喉炎：咽喉痒、咳嗽、轻度的声嘶，严重者可以出现会厌、喉黏膜水肿，呼吸困难，一般由食物性、化学性的变应原引起的。

8. 变应性鼻炎可导致嗅觉下降甚至完全消失吗？

变应性鼻炎发作时出现鼻塞，鼻黏膜水肿，严重时鼻腔完全不透气，这样，带有物品气味的空气分子就不能到达鼻腔的嗅区，让嗅神经感觉不到气味，从而出现嗅觉的下降甚至是完全消失。在鼻甲肿胀消失后，嗅觉可以恢复。长期严重的鼻塞可导致鼻窦炎，鼻窦集聚的毒素可损伤嗅黏膜，出现不可逆转改变，即嗅觉不能恢复。

9. 变应性鼻炎患者日常生活中需注意哪些问题？

(1) 保持环境清洁卫生，避免或减少粉尘、花粉等刺激。

(2) 有过敏史之患者，应避免服用、接触易引起机体过敏反应之食物、药物，如鱼虾、海鲜、羽毛、兽毛、蚕丝等。

(3) 合理起居，冷暖衣着适宜，加强锻炼，增强体质。可参加太极拳、八段锦等导引的锻炼,或从夏天开始坚持御寒锻炼。夏天勿过贪空调冷气之凉;亦不可过食寒冷饮料。

(4)心理指导:在变应性鼻炎中,肾阳虚型长年发病,且全身症状颇多,如怕冷、疲劳、腰膝酸软,大便稀溏,甚至性功能下降,患者容易悲观忧郁,因此劝患者建立一些爱好,减少对疾病的过分忧虑及悲观的情绪,树立信心,正确对待疾病,有助于疾病的治疗。

(5)本病需积极防治,可控制症状,但易反复,长期犯病可并发鼻息肉、鼻窦炎、哮喘等疾病。

10. 变应性鼻炎可以治愈吗? 可以预防吗?

变应性鼻炎是可以治愈的。生活中有的人换一个生活环境后,变应性鼻炎可以完全不发作,鼻部的症状全部消除,如同花粉症患者一过了那个季节,过敏症状不治而愈;我们的研究显示一些患者使用中医药的调理,甚至是中医的外治,如天灸、耳穴贴压治疗、雷火灸等足疗程治疗后,患者少则几月,多的可以几年鼻炎不发作,其生活质量也能改善。变应性鼻炎经药物治疗后症状可以明显减轻甚至消失,所以治疗是有效的。治疗中,可以选择多种方法,比如,在发作严重时,可以用西药先控制症状,然后用中医药进行调理,巩固疗效和改善生活质量。也可在每年症状加重前,提前给予中医药的综合调理,使疾病发作时没有既往的严重,甚至完全不发作。如中医的天灸,在每年的夏季三伏天时治疗,治疗时将姜汁调制的中药贴敷在与变应性鼻炎相关的穴位(具体参考本书第三章的变应性鼻炎的外治法),通过经络起到补肺健脾补肾的作用,这种方法属于中医的"冬病夏治",也是以预防为主,也属于"治未病"的范畴。所以,变应性鼻炎也是可以预防的。还可以通过根据中医的体质辨识,确定体质有哪些偏颇和不足,在疾病没有发作时给予相应的调理达到减轻疾病的发作。变应性鼻炎的中医体质中比较常见的体质有气虚质、阳虚质和特禀质,当然还有其他的体质和兼杂型体质,根据中医"虚者补之"、"实者泻之"的原则可以长期、适当给予针对性的补益,这对于体质的偏颇改善是有意义和作用的,对减少和减轻鼻炎的发作都是有帮助的。积极地预防本病有较好的价值,值得医患共同努力,将变应性鼻炎的不良影响减到最轻。

11. 变应性鼻炎脱敏治疗疗效好吗？有无风险？能治愈吗？

变应性鼻炎的脱敏治疗以往称为特异性脱敏治疗,现在称为变应原特异性免疫治疗,简称免疫治疗。它是通过变应原浸液反复皮下注射后让过敏者体内产生一定的抗体,对再次接触相同的变应原后不再发生"过敏",从而减少或完全不发生变应性鼻炎。理论上讲,这种治疗方式是最理想的治疗方法,但由于变应原纯度、效价、注射剂量和疗程的不同,其疗效有较大差异,且个别患者注射变应原后出现严重过敏反应,甚至是休克死亡,因此对这一治疗方法褒贬不一,有的国家不推行这种治疗方法。世界卫生组织在总结既往大量的研究后充分肯定了变应原免疫治疗对变应性鼻炎、变应性结膜炎、变应性哮喘等变态反应性疾病的疗效,并要求在免疫治疗中使用标准化的变应原疫苗。由于变应原浸液包含成分复杂,有变应原、非过敏性或毒性蛋白及其他成分,所以,较难对其标准化;还有免疫治疗的剂量关系到疗效和安全性:低剂量免疫治疗无效,剂量过高有可能引起全身的严重不良反应。对于大多数患者来讲,治疗变应性鼻炎需要循序渐进地治疗，不要一开始就用免疫治疗；中重度的变应性鼻炎也应该先用药物治疗，在药物治疗不能较好控制的症状情况下，再考虑免疫治疗。治疗前需要做变应原的检查，再跟您的医生好好沟通，对免疫治疗有一个充分的认识和准备。免疫治疗的疗效能维持一段时间，治疗时间超过3年以上者，症状的缓解较治疗不足3年的好，也有患者多年后疾病会再复发。

现在开展了一些新的免疫治疗，如特异性舌下免疫治疗，也称为舌下-吞咽免疫治疗，是将一定剂量的特异性变应原置于舌下1~2分钟后吞咽，剂量逐渐递增达维持剂量，变应原总剂量达常规皮下注射免疫治疗量的数倍至数百倍。舌下免疫治疗因其安全性良好，使患者在家中进行治疗成为可能，尤其适合于儿童。世界卫生组织认可它为治疗变应性鼻炎的方法之一。

12. 变应性鼻炎可以基因治疗吗？

基因治疗是指运用DNA重组技术设法修复或调节细胞中有缺陷的基因，使细胞恢复正常功能，以达到治疗疾病的目的。主要的方法有原位修复有缺陷的基因，用正常基因替代有缺陷的基因、添加基因、基因封闭等方法。变应性鼻炎的分子遗传学显示,变应性鼻炎是一种多基因参与的遗传性疾病。目前,较为热门的研究是基因治疗变应性鼻炎。基因治疗有着广阔的前景,许多治疗变应性炎症的新方法正从动物模型研究阶段向人体试验研究过渡,也取得了一些可喜的成绩,但对其有效性和安全性及临床应用尚有一定的距离,还需要深入的研究。

13. 变应性鼻炎个性化治疗方案如何确定?

(1) 从治疗方法看,变应性鼻炎患者的"个性化治疗方案",是指首先明确诊断,根据患者症状、全身情况和药物功效制定的更加合理的治疗方案。目前变应性鼻炎的中西医治疗药物及方法很多,在缓解期可考虑中医"治未病"思想治疗的保健调养方案,可口服中药或中成药,如玉屏风散、补中益气汤等,也可服用中药膏方,或结合一些外治疗法,如耳穴压豆、天灸等对增强和改善体质均有帮助,发作期可加用西药等治疗。

(2) 从治疗目标看,由于变应性鼻炎发病的内、外因素较难控制和改变,变应性鼻炎的治愈较难,因此控制好变应性鼻炎也是个性化治疗方案的目

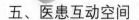

标,控制是指患者临床症状的消失,或仅有不造成困扰的轻微临床症状。根据患者未控制的情况,从环境、诊断、合并其他病症、患者方面(如激素恐惧症等)、用药量不足、依从性差等方面查找原因,给予调整,尽快实现控制症状,改善患者的生活质量。

(3) 整体来看,变应性鼻炎是慢性病,其诊治方案的制定是循序渐进的过程,因根据患者病情严重程度,选用相应的适应方法,待病情控制、稳定后可逐渐减少药物的使用甚至不用药物。

(二)名院名医

1. 东北地区

黑龙江	黑龙江中医药大学附属第一医院	黑龙江哈尔滨市香坊区和平路26号	马莉	主任医师
			周凌	主任医师
			唐英	主任医师
辽宁	辽宁中医药大学附属医院	中国辽宁省沈阳市皇姑区北陵大街33号	孙海波	省名中医
			冷辉	主任医师
			高树玲	市名中医
	大连中西医结合医院(大连市第二人民医院)	大连市西岗区宏济街29号	崔淑敏	主任医师
			刘仁和	主任医师
吉林	吉林省中医院/长春中医药大学附属医院	吉林长春市工农大路1478号	韩梅	主任医师
			孙钺	主任医师
			郝雨	副主任医师

2. 华北地区

北京	北京中医药大学东方医院	北京市丰台区方庄芳星园一区六号	刘大新	国家名老中医
			王嘉玺	主任医师
			胡元香	副主任医师
	中国中医科学院西苑医院	北京市海淀区西苑操场1号	白桦	主任医师
			李淑良	主任医师
	中国中医科学院广安门医院	北京市西城区北线阁5号	孙书臣	主任医师
			张予	副主任医师
山西	山西中医学院中西医结合医院	太原市府东街13号	王国琪	副主任医师
			梁豪	副主任医师
天津	天津市南开医院	天津市南开区三纬路122号	马恩明	主任医师
河北	河北省中医院	石家庄市中山东路389号	谷志平	主任医师
			贾春芒	主任医师

3. 华东地区

上海	上海市中医医院	上海市闸北区芷江中路274号	郭裕	主任医师
			郑昌雄	主任医师
	上海中医药大学附属岳阳中西医结合医院	上海市虹口区甘河路110号	李明	主任医师
			黄平	主任医师

上海	上海中医药大学附属曙光医院	(西部)上海市普安路185号 (东部)上海市张衡路528号	张治军	主任医师
			刘福官	主任医师
浙江	浙江省中医院	杭州市上城区邮电路54号	赵荣祥	主任医师
			洪钱江	主任医师
山东	山东中医药大学附属医院	(西院)山东省济南市文化西路42号(东院)山东省济南市经十路16369号	王仁忠	主任医师
			汪冰	主任医师
			王陈应	主任医师
	山东泰安市中医院	泰安市迎暄大街216号	亓俊平	主任医师
	山东威海市中医院	威海市青岛北路29号	倪志军	副主任医师
	山东肥城市中医医院	山东肥城市新城长山街024号	宋溶冰	副主任医师
江苏	江苏省中医院	南京市汉中路155号	陈小宁	主任医师
			严道南	主任医师
	江苏省南京市中医院	江苏南京夫子庙金陵路1号	彭郑坚	主任医师
			王湘	市名中医
	江苏省连云港市中医院	江苏省连云港市新浦朝阳中路160号	宋长新	副主任医师

江苏	江苏张家港市中医院	中国江苏省苏州市张家港市康乐路4号	王耀华 副主任医师
			董红军 副主任医师
	江苏省无锡市中医院	崇安区后西溪33号	谢薇 主任医师
			陆野 副主任医师
	江苏省常州市中医院	总院:江苏常州市和平北路25号;南院:江苏常州市和平中路231号	陈维 副主任医师
			谢洁 主任中医师
	江苏省淮安市中医院	淮安市和平路3号	李寿聆 副主任中医师
安徽	安徽中医药大学第一附属医院	合肥市梅山路117号	刘钢 主任医师
			郑日新 主任医师
	安徽六安市中医院	安徽省六安市金安区人民路76号	孟新 副主任医师
福建	福建中医药大学附属人民医院	福建省福州市817中路602号	林淑琴 主任医师
			陈国春 主任医师
	福建三明市中西医结合医院	三元区复康路26号沙洲新村13幢	邓享坤 主任医师

4. 华中地区

河南	河南省中医院	郑州市东风路6号	柴峰	主任中医师
			李静波	副主任医师
	河南中医学院第一附属医院	河南省郑州市人民路19号	李莹	主任医师
			梅祥胜	主任医师
			张治成	副主任医师
湖北	湖北省中医院	花园山院区:湖北省武汉市武昌区花园山4号;光谷院区:武汉市洪山区珞瑜路856号	李奇	主任医师
			邓可斌	主任医师
			何建北	主任医师
湖南	湖南中医药大学第二附属医院	湖南长沙蔡锷北路233号	彭斌	主任医师
			徐绍勤	主任医师
	湖南中医药大学第一附属医院	湖南长沙韶山中路95号	田道法	主任医师
			李凡成	主任医师
	湖南中医药高等专科学校附属第一医院(湖南省直中医院)	湖南省株洲市人民路571号	王大海	主任医师
江西	江西中医药大学附属医院(江西省中医院)	南昌市八一大道445号	谢强	全国名中医
			杨淑荣	主任医师

5. 西北、西南地区

新疆	新疆维吾尔自治区中医院	新疆乌鲁木齐市黄河路 116 号	汪常伟	主任医师
			罗永海	主任医师
			江华	主任医师
贵州	贵阳中医学院第二附属医院	贵州省贵阳市飞山街 83 号	李声岳	国家级名中医
陕西	陕西中医学院附属医院	陕西省咸阳市渭阳西路副 2 号	张雄	主任医师
			陈改娥	主任医师
			肖全成	主任医师
	陕西省中西医结合医院	西安市西关正街 112 号	亢尧	副主任医师
	陕西安康市中医医院	安康市巴山东路 47 号	胡家银	主任医师
			汪宁波	主任医师
			王兴鸣	副主任医师
			张恩琴	副主任医师
	陕西省宝鸡市中医医院	宝鸡市金台区宝福路 43 号	段文斌	副主任医师
			郑海明	副主任医师
云南	云南省中医医院	云南省昆明市光华街 120 号	周家璇	主任医师
			郭兆刚	省名中医
四川	成都中医药大学附属医院(四川省中医院)	四川省成都市十二桥路 39 号	雄大经	四川省名中医
			田理	主任医师
			刘茂辉	主任医师

续表

四川	四川省中西医结合医院	成都市人民南路四段51号	纪竹	主任医师
	四川攀枝花中西医结合医院	四川省攀枝花市东区炳草岗桃源街27#	卿丽华	主任医师
			徐克万	副主任医师
	泸州医学院附属中医院	龙马潭区春晖路16号	陈隆晖	主任医师
			孙永东	主任医师
重庆	重庆市北碚区中医院	重庆市北碚区将军路380号	洪铭	主任中医师

6. 华南地区

广东	广东省中医院	广州市大德路111号	李云英	主任医师
			廖月红	主任医师
			夏纪严	主任医师
			杨洪	主任医师
	广州中医药大学第一附属医院	广州机场路16号大院	王士贞	主任医师
			阮岩	主任医师
			刘蓬	主任医师
	广东省中山市中医院	广东省中山市西区康欣路3号	孙一帆	主任医师
			周小军	主任医师
	广东省清远市中医院	广东省清远市清城区桥北路10号	王丽超	副主任医师
广西	广西中医药大学第一附属医院	广西南宁市东葛路89~9号	张勉	主任医师
			冯纬纭	主任医师

续表

广西	广西中医学院附属瑞康医院	广西南宁市华东路 10 号	刘继远	主任医师
			彭杰	副主任医师
海南	海南省中医院	海南省海口市和平北路 47 号	李丰德	主任医师
			谭业农	主任医师

08检